Clara und ihre Morde

Sophie Reyer wurde 1984 in Wien geboren, wo sie auch heute lebt. Nach dem Studium an der Kunsthochschule für Medien Köln erlangte sie 2017 den Doktor der Philosophie in Wien. Sophie Reyer hat bereits zahlreiche Theaterstücke sowie Romane geschrieben, die unter anderem bei S. Fischer, Edition Atelier oder Czernin erschienen. Sie erhielt 2010 und 2013 den Literaturförderpreis der Stadt Graz und 2013 den Preis »Nah dran!« für das Kindertheaterstück »Anna und der Wulian«. Sie gibt zudem Lehrgänge für Film-, Medien- und Theaterwissenschaft an der Uni Wien und der Pädagogischen Hochschule Hollabrunn.

Dieses Buch ist ein Roman. Teile der Handlung sind inspiriert von der Wiener Serienmörderin Martha Marek. Die beteiligten Figuren und deren Handlungen sind in weiten Teilen erfunden.

SOPHIE REYER

Clara und ihre Morde

ROMAN

emons:

Bibliografische Information der Deutschen Nationalbibliothek
Die Deutsche Nationalbibliothek verzeichnet diese Publikation in der Deutschen Nationalbibliografie; detaillierte bibliografische Daten sind im Internet über http://dnb.d-nb.de abrufbar.

MIX
Papier aus verantwortungsvollen Quellen
FSC® C083411
FSC
www.fsc.org

Umschlagmotiv: Josephine Cardin/Arcangel.com
Umschlaggestaltung: Nina Schäfer
Gestaltung Innenteil: DÜDE Satz und Grafik, Odenthal
Druck und Bindung: CPI – Clausen & Bosse, Leck
Printed in Germany 2021
ISBN 978-3-7408-1245-4
Roman
Originalausgabe

Dieser Roman wurde vermittelt durch die
Literarische Agentur Kossack GbR, Hamburg.

Prolog

Zuerst war rote Farbe. Waren fremde Hände, die sich in sie schoben. Es roch nach Sommer und Tannennadeln, und von weit her kreischte ein Vogel. Ein Lied fiel ihr ein, das alt war und vermischt mit einem lange zurückliegenden Gefühl: Es begann in etwa so: »Kiwitt, kiwitt!« Das Lied hatte mit der Mutter zu tun, mit ihrem hellen Haardutt und den großen, traurigen Augen, dem Geschmack ihrer Brüste und den feinen Berührungen ihrer Finger. Die anderen Hände waren groß und grob. Zu wem gehörten sie denn? Zu wem nur? Und was war das für ein Lied? Sie versuchte, sich zu erinnern, doch die Farbe schwappte immer wieder in Wellen über sie, sodass sie schließlich die Augen schloss und irgendwann, viel später, wieder auftauchte, in einer anderen Zeit, in einem anderen Leben.

Früher

Du weißt noch: Alles beginnt mit der Mutter. Immer beginnt es mit der Mutter. Wie eine erste Wunde ist sie, oder? Jedenfalls: Du wirst geboren. Erinnere dich. In eine Welt hinein. Eine Kaiserhauptstadt, die sich Wien nennt. Diese ist ein Gewebe aus vielen Kulturen in jenen Tagen. Ja: so ist dein Anfang, Clara. Es ist ein Herbst, in dem du beginnst. Ein Herbst, in dem der Wind am Fenster der Wohnung rüttelt. Wie ein wilder Gesang klingt es. Es gibt keinen Vater, wird die Mutter dir später erzählen. Aber noch ist das egal. Deine frühe Kindheit besteht aus Geräuschen. Aus Sprachfetzen, die zu dir hineindringen, zu euch, der Mutter und dir, in die bescheidene Wohnung hinauf. Dass ihr arm seid, lernst du früh: An der Bassena muss man sich waschen, und Zucker ist kostbar. Und die Menschen böse. Das sagt die Mutter zwar nicht, doch du spürst es. Und ziehst früh vor allen den Kopf ein. Laut ist die Welt. Da tummeln sich die Kinder im Hof, brabbeln mit kindlichen Stimmen, da ruft immer wieder ein Zeitungsverkäufer nach Kundschaft.

»Birnen hama da!«, tönt es, und du weißt, es ist die Frau von der Trafik, die die Leute auf der Straße anzuwerben versucht. So beginnst du, Clara, oder?

Erster Teil

Neuland

1

»Hast du deinen Teddy eingepackt?«, fragte die Mutter.

Josef saß auf dem Bett und schaute ins Leere, während er mit der bestickten Decke spielte.

»Josef!«, sagte seine Mutter erneut und ging zu ihm.

Nun blickte er auf. Sah in das freundliche, offene Gesicht, das ihm entgegenlächelte.

»Na, kleiner Mann?«

Die Mutter setzte sich Josef zu Füßen hin und fixierte ihn mit ihren dicht bewimperten Augen. Josef merkte, wie seine Lippen sich zu einem kleinen, verhuschten Lächeln formen wollten, doch noch leistete er Widerstand und fuhr mit dem Zupfen an der Decke fort. Die Mutter sollte nicht glauben, dass er so einfach wieder zu beruhigen wäre.

»Ich bin nicht klein«, murmelte er also nur.

»Entschuldige bitte!« Die Mutter griff nach dem Teddy, der mit ausgebreiteten Armen auf Josefs Kopfkissen lag, getaucht in die ersten Sonnenstrahlen des Morgens, und nahm ihn aus dem Licht und auf ihren Schoß. »Ich glaube, Teddy freut sich schon!«, sagte sie, sah ihn erneut an und lächelte.

Josef betrachtete die Mutter. Es war schwierig, sie nicht zu mögen. War schwierig, nicht zu lächeln, wenn man in ihre braunen Augen, in ihr helles Gesicht guckte. Immer schon war für Josef ein Raum mit Mutter besser gewesen als einer ohne.

»Nein, das tut er nicht«, entgegnete er trotzdem bockig.

Seine Mutter verdrehte ihre großen Augen.

»Aber wieso denn bloß nicht, kleiner Mann?«, wollte sie wissen und schob die Unterlippe ein wenig über die Oberlippe, wie sie es immer tat, wenn sie schmollte.

»Er will nicht schon wieder umziehen!«, sagte Josef und baumelte leicht aggressiv mit den Beinen hin und her.

»Ach so, ich verstehe.« Die Mutter legte ihm eine Hand auf den Unterschenkel.

»Und ich übrigens auch nicht!« Josef ließ die Decke los und sprang vor der Mutter auf den Boden. Er griff nach dem Teddy, den sie immer noch an die Brust gepresst hielt, zog ihn an sich und wollte mit ihm in Richtung Tür stapfen. Die Hand der Mutter aber hielt ihn sanft an der Schulter fest.

»Josef«, sagte sie, und er spürte ihren Atem im Nacken, der warm war und gut roch, nach einer Mischung aus Milch und Honig vielleicht.

Sollte er sich umdrehen? Nein, die Freude würde er der Mutter diesmal nicht tun.

»Ich hab's satt«, sagte er. »Das ist der dritte Umzug in einem Jahr.«

»Aber ist es denn jemals schlechter geworden?«

Für einen Moment schien es, als stünde ein schwarzer Schatten in der Mitte des Zimmers. Josef zuckte zusammen, drehte den Kopf zur Seite und kniff die Augen zu schmalen Schlitzen. Stand da tatsächlich ein dunkler Schemen? Am Ende sogar mit aufgefalteten schwarzen Flügeln? Josef bebte, während er mit den Augen rollte und dann noch einmal genauer hinsah. Nein, da war nichts. Seine Mutter hatte bloß das Fenster geschlossen und die Vorhänge zugezogen.

»Ist alles in Ordnung?«, fragte sie und legte eine Hand auf seinen Kopf.

Josef nickte und drückte den Teddy fest an seinen Bauch. Schon wieder ein neues Haus, dachte er. Das würde wieder brauchen, bis Teddy und er sich wohlfühlen würden. Er seufzte und ließ sich von der Mutter aus seinem Zimmer ziehen. Das mit altem Leinen bezogene Bett, den leeren Schrank und die seltsam vergreist aussehenden wenigen Möbel, mit denen sein Kinderzimmer eingerichtet war, ließ er traurig zurück.

Früher

Zum Donaukanal zieht es dich hin, früh bereits. Mit dem Nachbarsjungen. Denn die Wohnung ist eng und dunkel. Weißt du noch, Clara? Da spielt ihr untertags, wenn es warm genug ist. Für dich bedeutet der Weg ans Ufer des Flusses eine Weltreise. Die zehn Minuten, die du die Straße bergab gehst, kommen dir lang und gefährlich vor. An den Rand der Straße flüchtest du, sobald einer der Zeitungsverkäufer mit seinem Leiterwagen kommt, weichst zurück vor den Kutschen und den vereinzelten Automobilen, deren Auspuffe laut knattern. Denn: Die Welt ist böse. Das hast du von der Mutter gelernt, oder? Da zieren vereinzelte Bäume die Straße, deren Blüten im Sommer aussehen wie Watte, rosig, regen zum Träumen an. Als würden den Bäumen Wolken wachsen, denkst du. Und dass die Bäume klingen, aber anders als Worte. Die Bäume klingen als Wind! Erinnere dich: »Wart!«, rufst du dem Nachbarsjungen zu.

Füße laufen, straucheln, du folgst dem Jungen zum Ufer, der schon eifrig beginnt, Wasser in einen kleinen Holzkübel zu schöpfen.

»Ich koch jetzt Suppe«, sagt er. »Für den Vater.«

Du nickst. Du weißt, dass man so etwas eigentlich hat: einen Vater. Alle, nur du nicht. Egal, du hast einen Großvater, oder? Und noch ist der Tag magisch. Du lernst also von dem Nachbarsjungen, übernimmst die Gesten, die Worte, die Art zu gehen. Lässt dich von ihm auf eines der Bänkchen am Fluss ziehen, als er seine Schöpfarbeit beendet hat. Das Bänkchen ist grün lackiert und hat Spalten. Wie sich das seltsam anfühlt unter den Pobacken! Clara, noch bist du klein. Du schlenkerst mit den Beinen. Gemeinsam seht ihr in die Ferne und trinkt von dem Wasser der Donau, das ein bisschen lehmig schmeckt. Sonst geschieht nichts. Die Sonne brennt, Hitze sticht. Hin und wieder ein Vogel am Himmel, der gurrende Schreie ausstößt. Du baumelst mit den Beinen in die Tiefe, legst den Kopf schräg und siehst in den Himmel. Der erscheint dir so weit, dass dir mit einem Mal fast ein wenig bang ist.

»Wo hört der Himmel auf?«, fragst du den Nachbarsjungen.

»Der Himmel, der hört nicht auf«, entgegnet er.

»Woher weißt du das denn?«, bohrst du nach.

»Hat der Vater gesagt.«

Schon wieder das Wort: Vater. Weißt du noch, Clara, in dir wird es plötzlich doch schwer. Aber du nickst und tust wissend, obwohl du keine Ahnung hast, was das bedeutet, wenn etwas nicht aufhört. Können die Worte überhaupt in einen Rahmen fassen, was sie beschreiben? Manchmal kommt dir alles unendlich fremd vor, du betrachtest deine Glieder wie eigenartige Gebilde, die nicht zu dir gehören. Genauso, wie die Dinge nicht zu den Worten gehören. Nicht ganz. Nur fast. Ja: So siehst du dich an, Clara.

»Iss, Clara!«, sagt da der Nachbarsjunge und hält dir eine Semmel hin. Du nestelst nach der Milchflasche, die du in deinem Schürzchen verstaut hast, und reichst sie ihm.

Gemeinsam stopft ihr Semmeln und Milch in euch hinein, bis euch fast schlecht wird, sich alles aufbauscht in den Mündern. Du kannst gar nicht mehr hinunterschlucken, Clara, ehrlich! Aber satt bist du, endlich, und das ist selten, denn die Mutter hat wenig Geld. Jetzt willst du dich nur an die behagliche Schulter des Nachbarsjungen lehnen und schlafen. Du seufzt. Der Nachbarsjunge sitzt neben dir und riecht nach Milch und Sonnenbrand.

In dem Moment hüpft etwas vom benachbarten Baum auf euch herab. Du siehst eine Art Schliere in der Luft, die geschmeidig auf dem Erdboden vor euch aufkommt. Was ist denn das?

»Ein Kätzchen!«, ruft der Nachbarsjunge aus.

Schon wieder ein neues Wort, denkst du. Die Worte machen dir manchmal Angst, und manchmal geben sie Sicherheit. Wenn sie in einem Märchen sind zum Beispiel. Später wirst du deinen Männern Märchen erzählen, und du wirst gut darin sein, wirst daran glauben. Egal: Jetzt bist du klein. Schwer jedenfalls ist es auszusprechen, man muss es förmlich zerkauen: Kät-z-chen! Und wie das aufspringt im Rachenraum! Der Nachbarsjunge hebt das Tier hoch, schiebt es zwischen euch auf die Bank. Du staunst. Kätzchen ist also ein Fellbündel, das jetzt zwischen euch sitzt und leise maunzt. Es hat gezackte Ohren und Augen wie Knöpfe, es ist winzig und trotzdem am Leben, kaum zu glauben! Du schaust und schaust und kannst es nicht begreifen. »Kätzchen.«

»Das müssen wir mit heimnehmen«, sagt der Nachbarsjunge und lächelt.

»Ja!«, findest auch du, die du ohnehin alles findest, was der Nachbarsjunge findet. Du bestaunst das Tier.

»Kätzchen« hat eine rosige Zunge, mit der es leckt, und Kätzchen passt in eine Hand. Du denkst, dass du »Kätzchen« lieb hast. Und auf einmal hast du Angst, es könnte verwundet werden. Die Spitzhacke der Mutter in der Küche fällt dir ein. Aber du schiebst den Gedanken rasch weg.

2

Clara kam, schien es, mit dem Wind. Johann Glücksstein saß gerade am Schreibtisch, wie er es jeden Morgen tat, und ließ seinen Blick über die Straße schweifen. Vereinzelt gab es Schnee auf dem Fußweg neben den Villen, die streng, edel und hochgewachsen vor ihm dalagen. Die Bäume in der Allee sahen dürr und knorrig aus. Auch die Linde im Garten der Villa schräg gegenüber, die Johann während seiner Arbeit immer wieder betrachtete, bot einen nur ärmlichen Anblick. Johann kniff die Augen zusammen und bildete sich ein, an einzelnen Ästen schon kleine Blüten aufspringen zu sehen. Bald würde der Frühling kommen, dachte er, hoffte er. Johann mochte die Winter nicht. Sie krochen ihm, der ohnehin an Anämie litt, in die Glieder, sie zehrten und machten ihn traurig. Aber bald würde Ostern herannahen, und die Mutter würde der Haushälterin Felicitas wieder auftragen, Palmkätzchen zu kaufen. Sie würde die bunt bemalten Eier in die Zweige der Palmkätzchen hängen und dabei leise nach innen lächeln. Johann mochte diese Form von Kitsch eigentlich nicht, sie war ihm zu sentimental, doch seit Vaters Tod war er sanfter mit der Mutter und freute sich über jede lebensbejahende Regung, die sie von sich gab. In diesem Moment klopfte es an der Tür.

»Ja«, sagte Johann, und herein kam, wie zu erwarten, Felicitas.

»Herr, das Frühstück.«

Johann nickte gedankenverloren, ohne seinen Blick von der Straße zu wenden. Ein Blatt hatte sich von einem Ast gelöst. Stille. Felicitas räusperte sich.

»Ich nehme an, Sie gedenken, in Ihrem Zimmer zu frühstücken?«

Johann riss sich aus seinen Träumereien. »Ja, Felicitas, verzeihen Sie bitte. Das tue ich.«

Die Haushälterin nickte und zog sich das Häubchen, unter dem sich eine rötliche Haarlocke gelöst hatte, etwas tiefer in die Stirn. Johann betrachtete die alte Frau und merkte, wie ihn Sanftmut beschlich. Felicitas war klein und hässlich, die Nase erinnerte an den Schnabel eines Adlers, die Augen lagen zu nah beieinander, der Blick schielte etwas. Ihre Haut war hell und trocken und übersät mit Sommersprossen. Früher hätte man Frauen wie sie wahrscheinlich als Hexe verbrannt, dachte Johann und lachte sich gleichzeitig selbst aus. Dass er auch immer an seine Arbeit denken musste! Er war Historiker, spezialisiert auf das Mittelalter, und manchmal verschwand er mit seiner Nase in Geschichtsbüchern wie ein Maulwurf unter der Erde.

»Herr?«

Johann sah auf und räusperte sich verlegen, denn er merkte, dass er schon wieder die ganze Zeit geschwiegen hatte.

»Ja, es ist gut, Felicitas«, sagte er darum ein bisschen rau. »Bringen Sie es ins Zimmer.«

»Das Übliche?«

Johann nickte.

Felicitas buckelte ein wenig vor ihm, zog den Kopf ein wie eine Schildkröte und sagte, als hätte sie es auswendig gelernt: »Ein gekochtes Ei, nicht zu hart, nicht zu weich. Ein Kaffee, keine Milch, nur Zucker. Drei Scheiben Schwarzbrot, Marmelade, Schinken.«

»Wunderbar«, murmelte Johann und merkte, wie sein Blick schon wieder aus dem Fenster glitt. »Und sagen Sie der Frau Mutter, ich werde mit ihr zu Mittag speisen. Was macht sie denn so im Moment?«

Felicitas sah zu Boden und zuckte mit den Schultern. »Das Übliche«, sagte sie.

Das hätte er sich denken können.

»Sticken also.« Johann spürte, wie ihm ein leichter Stich ins Herz fuhr. Seit dem Tod des Vaters war seine Mutter mehr und mehr in ihre eigene Welt geflüchtet. Sie schien sich in den

Strukturen der Stickmuster zu verlieren und kaum noch auf das zu achten, was um sie herum geschah, so wie er, Johann, sich in seinen Büchern verlor. Felicitas kannte ihn wahrscheinlich inzwischen gut genug, um zu wissen, was er dachte. Sie nickte traurig und zog den Kopf etwas mehr ein, bevor sie schweigend das Zimmer verließ. Johann aber hatte sich bereits wieder seinem Schreibtisch zugewandt. Das Geräusch des Sessels, den er nach hinten schob, ließ ihn kurz zusammenzucken. Er nahm sein Buch zur Hand und sah erneut aus dem Fenster, bevor er sich in seine Studien vertiefte. Doch schon nach kurzer Zeit drangen Geräusche an sein Ohr.

Johann erhob sich und blickte nach draußen. Ein Auto fuhr auf den Kiesweg vor der Villa gegenüber ein. Da waren sie also, erinnerte er sich. Seine Mutter hatte erzählt, dass die Villa an ein junges Ehepaar verkauft worden war, das mit zwei Kindern dort einziehen würde. Der Gedanke stimmte ihn froh. Vielleicht würden die beiden Kinder seiner Mutter ja helfen, wieder Mut zu schöpfen und Freude im Leben zu finden. Er selbst hatte keine Frau und auch keine Nachkommen, und er spürte, wie sehr seine geliebte Mama diesen Rückhalt im Moment brauchen würde.

Er schaute auf die Straße. Die Wagentür öffnete sich, und ein junger, athletischer Mann mit Melone und Stock stieg aus, gefolgt von einer Frau. Als Johann genauer hinblickte, erschauderte er. Sie schien älter zu sein als ihr Gatte, setzte ihre Schritte weiser und überlegter. Das Kleid war hell und wallend, sie trug weiße Handschuhe und ein samtenes Hütchen auf dem blonden Lockenkopf. Johann kniff die Augen zusammen und sah, wie sie eine der hinteren Türen öffnete und zwei Kinder von den Rücksitzen scheuchte. Sie zog die beiden – ein blond gelocktes Mädchen und einen Jungen mit hellem, wuscheligem Haar – nun neben sich her über den Kiesweg, der zu den Treppen der Villa hinaufführte. Johann sah ihren schlanken Rücken, sah die Schultern und den Nacken, denn das Haar war hochgesteckt. Der Junge – der im

Übrigen das ältere der beiden Kinder zu sein schien – zog einen kleinen, struppigen Teddy hinter sich drein. Er wandte für einen Moment den Kopf. Nahm er wahr, dass Johann ihn beobachtete?

Johann sah, wie der Blick des Jungen langsam in die Höhe glitt und schließlich haltmachte, ihn mit traurigem Ausdruck fixierend. Peinlich berührt biss Johann sich auf die Unterlippe und wandte sich ab. War er tatsächlich so einsam, dass er es notwendig hatte, Fremden hinterherzustarren? Er setzte sich zurück an den Tisch und dachte nach. Das tiefe Bedauern in den Augen des Jungen hatte ihn berührt, und er erinnerte sich an den Ausdruck seiner Mutter nach dem Tod des Vaters. Ob es Sinn ergab, die beiden zusammenzuführen? Der Gedanke gefiel ihm nicht schlecht. Johann merkte gar nicht, wie er zu lächeln begann, als er das Buch aufklappte und zu lesen anfing.

Früher

In deiner Kindheit gibt es wenig Wärme. Eng ist die Wohnung, und früh atmet eine Angst in ihr. Sie hat eine rote Farbe, diese Angst. Ob sie von der Mutter kommt? Bald begreifst du: Zu einer Mutter gehört ein Vater. Du jedoch hast keinen, Clara. Aber du bist klein, und wer klein ist, tröstet sich. Ja. Es gibt den Großvater. Und genau wie der Großvater willst du sein. Denn er ist gut. Er kann Geschichten erzählen. Du magst werden wie er: ein Märchenerzähler, mit leberfleckigen Händen. Du liebst seine Geschichten. Und wenn er lacht, dann schiebt sich die Haut um seine Augen zusammen wie Ziehharmonikafalten. Immer wieder passt er auf dich auf, untertags, wenn deine Mutter arbeitet. Wenn du bei ihm bist, fühlst du dich immer wie im Himmel. Und der Himmel hört nirgends auf. Du fühlst dich schön und glänzend, so wie die Sonne, die sich an den Scheiben des Fensters eurer kleinen Wohnung bricht.

Und du genießt ihr Leuchten auf deiner Haut. Ja. Aber nur wenn der Großvater da ist.

Es gibt auch andere Männer. Die kommen nachts. Dann springen die Lippen der Mutter auf, und sie bemalt sich mit allen möglichen Farben. Rot. Du hast Angst vor dem Rot. Es ist schrill, schreit. Dir schwillt dann immer der Blick zu. Du könntest taumeln, umfallen. Es ist, als zöge sich ein Vorhang über dein Hirn. Du weißt: Du wirst dann ins Nebenzimmer gesperrt. Und so geschieht es. Die Mutter dreht den Schlüssel im Schloss um, und du bist mit der Nacht allein. Hörst, wie Männer eintreten, im Nebenzimmer. Hörst es ruckeln. Wie wenn jemand rutscht. Dann knarrt das Bett. Es ächzt sogar manchmal. Das Bett stirbt!, denkst du. Dann hechelnder Atem. Du weißt nicht, was er bedeutet. Doch auch der Atem macht Angst. Ja: so ein kurzatmiges, wimmerndes Hecheln hast du einmal gehört, bei einem Straßenköter, der gestorben ist. Das Hecheln macht Angst. Denn es ist das der Mutter. Du weißt nicht, was du tun sollst. Du drehst dich im Bett zur Seite und betest dein Abendgebet. Das hast du vom Großvater gelernt. Dann ist so ein Friede in dir. Aber nur, bis es wieder rot wird.

3

An einem der nächsten Tage saß Josef im Garten und spielte mit Teddy, ohne dabei wirklich zu merken, was er tat. Er warf den Bären in die Höhe und fing ihn wieder auf, und währenddessen blickte er sich verloren im Garten um.

»Hast du Freude, Kleiner?«, drang eine Stimme vom Fenster her.

Josef schaute zur Villa hin, die weiß verputzt in seinem Rücken lag, und erkannte seine Mutter, wie sie in einem der Erker stand und ein paar Blumentöpfe aufstellte. Der Wind wehte ihr das helle Haar leicht aus der Stirn, ihr langes weißes Kleid wallte.

»Ich weiß noch nicht«, antwortete er.

»Warum denn nicht?«, fragte die Mutter gespielt schmollend, und Josef sah, wie sich in ihrer linken Backe ein Grübchen bildete.

»Ist noch alles zu neu hier«, murmelte er.

»Aber schau doch nur, wie schön der Garten ist!«, rief seine Mutter, verschwand kurz im Inneren des Hauses und kam mit einer Gießkanne wieder.

Josef zuckte mit den Schultern. Er versuchte ja, sich an die ungewohnte Umgebung zu gewöhnen, aber das war nicht so einfach. Freilich, seine Mutter hatte schon recht. Die Villa war hell und geräumig, das Dach mit schwarzen Schindeln bedeckt, und aus dem Schornstein qualmte es freundlich. Ein großer Garten umgab das Haus, und Josef hatte sich gleich zu Beginn ganz besonders in die Linde verliebt, die links neben dem Kiesweg stand. Dennoch: Es war nicht wie sein letztes Zuhause. Und er hatte das viele Umziehen satt. Er wusste, dass es an seiner Mutter lag. Seine Mutter war nun einmal wie der Wind. Sie konnte nirgendwo lange bleiben. Immer hatte sie die Idee, dass es irgendwo anders noch besser sein könnte. Und der Vater gab letzten Endes immer klein bei. Seine Mutter gewann einfach jeden Kampf, dachte Josef. Auch gegen ihn selbst. Denn nun sah er sie auch schon wieder mit einem warmen Gefühl im Bauch an und merkte, wie die Wut langsam wich.

»Was ist denn, Josef?«, rief seine Schwester Mariechen, die gerade mit einem kleinen hölzernen Puppenwagen an der Schnur den Kiesweg entlangtrottete. Josef winkte ab.

»Spielen?«, fragte die Schwester und sah ihn aus großen blauen Kulleraugen an.

Josef schüttelte den Kopf. »Ich bin schon mit Teddy beschäftigt«, murrte er. »Siehst du das denn nicht?«

Mariechen hielt inne, verlagerte das Gewicht auf ein Bein und scharrte etwas verlegen mit dem anderen im Kies herum.

»Spielen …«, sagte sie, doch Josef ließ sie einfach stehen und ging zum Gartenzaun. Er wollte jetzt alleine sein. Er setzte sich unter die Linde und kratzte mit den Fingernägeln ein wenig an der Rinde. So starrte er, den Teddy auf den Knien, ins Leere. Hin und wieder fuhr ein Auto vorbei; auf die Straße fiel Licht. Vögel zwitscherten. Wind kam auf. Josef hörte Mariechen leise hinter sich brabbeln, hörte, wie sie mit dem knirschenden Holzwagen den Garten abschritt. Irgendwann öffnete sich die Tür des gegenüberliegenden Hauses, und ein Mann kam heraus. Er sah edel aus, war schlank und nicht besonders groß gewachsen. Er trug einen hohen Hut und Handschuhe mit Knöpfen sowie einen Gehstock, den er ungeschickt neben sich herschwenkte. Mit einem freundlichen Lächeln näherte er sich.

»Grüß dich. Wie heißt du denn?«, fragte er, während er Josef anblickte.

Josef legte die Stirn in Falten. »Josef«, entfuhr es ihm grimmig.

Stille.

»Und du?«, fragte er dann den Mann, der keine Anstalten machte, wieder zu verschwinden.

Der Mann lächelte, und dabei leuchteten seine Augen.
»Fast so wie du«, sagte er.
Josef musterte ihn und dachte kurz nach.
»Johann!«, rief er dann.
Der Mann nickte und kam etwas näher an den grünen Gartenzaun heran. Dabei ließ er ein anerkennendes Schnalzen mit der Zunge ertönen.
»Du bist schlau«, sagte er.
Wieder schwieg Josef. Der Mann räusperte sich.
»Ich wollte«, sagte er, und Josef sah aus den Augenwinkeln, wie sein Blick etwas hinter ihm suchte, »mich nur vorstellen, kleiner Mann. Ich bin dein neuer Nachbar.«
Josef stand auf. »Ich brauch keinen neuen Nachbarn.«
Das Gesicht des Mannes bekam für einen Moment einen leicht traurigen Zug.
»Und wie heißt dein kleiner Freund?«, fragte er dann, Teddy anblickend, den Josef gerade fest an seinen Bauch presste.
»Ich brauch keinen Nachbarn«, entgegnete Josef stur. »Ich hab einen. Daheim, im alten, echten Daheim, in Simmering nämlich.«
Der Mann lächelte kurz, und um seine Augen bildeten sich Falten, die freundlich aussahen.
»Also weißt du, Nachbarn kann man nie genug haben.«
Josef wusste nicht, was er erwidern sollte. Der Mann wandte sich ab und schwang kurz den Stock in der Luft. Dann sagte er noch, mit einem eindringlichen Blick: »Außerdem haben deine Nachbarn in Simmering bestimmt keine Schwerter aus dem Mittelalter, oder?«
Mit diesen Worten legte er seine Hand an den Rand des Hutes und winkte kurz.
Josef bemühte sich, trotzig die Stirn in Falten zu legen und den Mund ordentlich zusammenzukneifen, doch er merkte, wie etwas in ihm mit einem Mal gespannt war. Er sah aus den Augenwinkeln und scheinbar desinteressiert der mageren Ge-

stalt nach, die sich über die Straße entfernte und den Stock hin- und herschwenkte, als wäre sie ein großes Kind.

Früher

Kindheit also. Alles beginnt immer in der Kindheit. Erinnere dich: Damals gibt es noch keine Grenzen. Und du lauschst begeistert den Märchen des Großvaters. Es ist das Einzige, was hilft gegen die Enge der Wohnung, die Toilette am Gang, auf die man nachts gehen muss, ihr bedrohliches Plätschern, ihr alles verschlingendes Loch.

Du hast Angst vor dem Treppenhaus, das seltsam riecht und dessen Verputz abbröckelt. Angst vor den Frauen, die mit ihren Tüchern auf dem Kopf an der Bassena stehen, leiern. Angst vor dem Wasser, das aus der Bassena tropft. Ihre von Krampfadern durchzogenen Beine kommen dir vor wie Türme, sie ragen über deinen Kopf hinaus. Ihre Strümpfe sind voller Löcher, ihr Geschnatter laut und beängstigend, ihre Hälse labbern und sehen ungeordnet aus, »Schlampig«, hätte die Mutter gesagt.

Erinnere dich, Clara:

»Deine Mutter ist eine Hexe!«, sagt der Großvater nachts einmal zu dir.

»Warum?«, fragst du.

»Sie verzaubert die Männer!«

»Was heißt das?«

Der Großvater seufzt und schweigt.

Dass man darüber nicht reden soll, begreifst du. Und du überlegst, ob du vielleicht auch zaubern kannst. Du übst es, mit Worten. Erinnerst dich an die Formeln in den Geschichten, von denen der Großvater erzählt hat:

»Kiwitt!«, wisperst du abends, und das ist jetzt fast wie ein Gebet.

Manchmal hilft es gegen die Angst, die rote Farbe und das Ruckeln der Männer. Und gegen die Mutter, die eine Spitzhacke in der Küche hat, die scharf ist und Angst macht. Erinnere dich, Clara.

4

Für einen Moment zuckte Clara auf, als sie das Geräusch rollender Räder vernahm. Ein Schauer durchlief sie. Sie ließ von den Margeriten ab, die sie in den Erkerfenstern der Villa platziert hatte, und drehte sich um. Ihr Blick fiel auf Mariechen, die in ihr Zimmer geschlichen war und nun schüchtern den Puppenwagen vor sich herschob. Clara atmete erleichtert auf.

»Mariechen, Kleines!«, rief sie und ging auf ihre Tochter zu.

Mariechen lief ihr mit tapsigen Schritten entgegen, stellte sich ihr gegenüber hin und blickte sie aus großen blauen Kulleraugen an. Sie sah verstört aus.

»Was hast du denn?«, fragte Clara besorgt, während sie in die Knie ging und begann, Mariechen den Rocksaum zurechtzuziehen, der in die Höhe gerutscht war.

Mariechen kramte unter der karierten Decke, die sie der Großmutter einst weggenommen hatte und mit der sie seither ihre Puppe Clara einwickelte, ihren besonderen Schatz hervor. Clara lächelte, während sie Mariechen dabei beobachtete, wie sie die Porzellanpuppe mit den Wimpernlitzen aus Kunsthaar und dem blutrot bemalten herzförmigen Mund an sich presste und im Arm hin- und herwiegte, wobei sie die Lippen zu einem Strich verzog.

»Was ist denn, Mariechen?«

»Hab nur die Puppe«, sagte Mariechen leise.

Clara sah sie erstaunt an. »Das stimmt doch nicht!«, rief sie aus. »Wie kommst du denn darauf?«

Mariechen zuckte mit den Schultern und ließ die Puppe ein wenig nach hinten kippen, sodass ihre Augen zufielen.

»Josef mag nicht mit mir spielen«, schmollte sie.

Das war es also. Sie dachte, dass nun auch ihre Tochter

begonnen hätte, sich von ihr getrennt zu fühlen und den Umzug in Frage zu stellen. Doch zum Glück war es wohl nicht so. Sie hatte schon genug Probleme damit, den kleinen Josef bei Laune zu halten und seine überschüssige Energie zu bändigen.

»Du weißt doch, wie er ist«, sagte sie.

Mariechen schüttelte den Kopf.

»Er ist nun mal ein Junge und kein Mädchen.«

»Und was heißt das?«, wollte Mariechen wissen und riss die hellen Augen mit den dichten Wimpern ganz weit auf. Clara lächelte.

»Er spielt eben lieber mit Teddys als mit Puppen. Und mit Schwertern als mit Porzellangeschirr.«

Mariechen trat mit ihren Füßen, die in weißen Lackschuhen steckten, auf dem Boden hin und her. »Aber ich mag Teddys auch! Josef mag *mich* nicht!«, murmelte sie.

Clara seufzte. Lag es an Egon? War ihr Mann es, der den Kindern das Gefühl vermittelt hatte, Mädchen seien weniger wert als Jungen? Oder war am Ende sie selbst es? Sie streckte die Hand aus und strich Mariechen über den hellblonden Lockenkopf. Das dünne Haar lag wie ein zartes Netz um den hellen runden Schädel. Wie zerbrechlich so ein Kinderkopf doch war! Clara spürte, wie sich in ihrer Herzgegend ein beklommenes Gefühl auszubreiten begann.

»Er wird schon wiederkommen, der Josef«, sagte sie bemüht optimistisch. »Er hat eben keine leichte Zeit, weißt du. Er wollte nun mal nicht umziehen.«

Ihre Tochter schniefte ein wenig. Clara wusste nicht, ob es die Pollen waren – denn es war bereits dabei, Frühling zu werden –, ob Mariechen kokettierte oder ob sie tatsächlich kurz davorstand zu weinen. Aber sie spürte, wie sich ihr Herz zusammenzog. Clara hob Mariechens kleinen Körper hoch und drückte ihn fest gegen ihre Brust. Sie spürte den kalten künstlichen Leib der Porzellanpuppe, das Kunsthaar kratzte an ihrem Dekolleté, während Mariechen sich warm anfühlte wie frisch gebackenes Brot. Wie gut und erdig so ein Kinderkörper doch war, dachte Clara und seufzte leise in Mariechens Haar hinein. Mariechen löste einen ihrer kleinen, speckigen Arme von der Puppe Clara und legte ihn zart um den Hals der Mutter. Warm war diese Kinderhand. Warm und ruhig. Alles würde gut werden, dachte Clara, auch wenn Egon wenig Zeit für sie hatte und der Schmerz vieler vergangener Jahre ihr noch immer im Nacken saß.

Ich muss nach vorne schauen, dachte Clara. Und dass sie Verantwortung für ihre Kinder hatte. Außerdem wusste sie im Grunde, dass Egon sie liebte. Er war eben nur ein bisschen jünger und musste das Leben entdecken, musste für sich sein. Dafür brachte er ja auch das Geld nach Hause.

Langsam löste Clara die Umarmung und sah ihre Tochter an, die lächelte. Sie stupste das Grübchen in der linken Wange ein Stück weit nach innen und nickte Mariechen liebevoll zu. Dann wickelte sie gemeinsam mit ihr die Puppe in die karierte Decke und schob Mariechen an den Schultern ein Stück weit vor sich her.

»Nun geh und spiel noch ein wenig«, sagte sie. »Ich gieße derweil die Blumen und sage der Köchin dann, sie soll das Essen richten, ja?«

Mariechen nickte und wollte schon gehen, da beschlich Clara noch einmal die Sorge.

»Mariechen?«, sagte sie.

»Ja?« Das Kind drehte sich um.

»Versprich mir, dass du nie irgendwas tust, nur weil jemand sagt, du musst es machen, weil du ein Mädchen bist, ja?«

Mariechen blickte sie verständnislos an. »Was denn tun?«, fragte sie unsicher und umklammerte den Holzgriff ihres Puppenwagens mit ihrer kleinen Hand.

»Ach«, winkte Clara ab, »nichts.«

Früher

In einer deiner frühesten Erinnerungen, Clara, da sitzt du im Hof und betrachtest dich im Fenster. Und darin ist die gesamte Welt. Auch du bist vorhanden. Du kannst dich in der Spiegelung erkennen, du kannst sie angreifen. Aber du staunst, denn als du das tust, da ist da mit einem Mal: nichts als glattes Glas. Du verschwindest. Rutschst ab an dir.

»Ich heiß Clara!«, sagst du dann. Ganz laut. Um die Angst wegzujagen, aus der dieser Moment gebaut ist. Aber es bleibt kein Bild übrig. »Spitzhacke« ist das einzige Wort, das dir dann einfällt. Und es ist rot.

5

Als Johann an diesem Nachmittag von seinem Spaziergang zurückkehrte, glaubte er bereits von Weitem zu erkennen, dass sich der Junge noch im Garten befand und auf den Weg vor dem Haus blickte. Er lächelte, kniff die Augen zusammen und ging ein wenig schneller. Tatsächlich, er hatte sich nicht getäuscht: Mit leicht zerzaustem hellen Haar stand der kleine Josef am grünen Gartenzaun und schien nur darauf gewartet zu haben, dass Johann wieder erschien.

»Grüß dich«, sagte Johann freundlich.

Der Junge schwieg. Johann blieb stehen, lüpfte kurz seinen Hut und beobachtete Josef durch die Gitterstäbe hindurch.

»Na, kleiner Mann?«, versuchte Johann es erneut, während er sich den Hut auf den Kopf zurücksetzte.

»He, so darf mich nur meine Mutter nennen!«, rief der Knirps aus und legte die Stirn in Falten.

Oh, nun kam etwas aus ihm heraus, und noch dazu mit einer Menge Temperament! Johann lächelte innerlich, doch er bemühte sich, den Jungen ernst zu nehmen.

»Tatsächlich?«, sagte er.

Nachdem Josef darauf nicht antwortete, fügte er sicherheitshalber noch ein leises »Tut mir leid« hinzu.

Josef näherte sich dem Zaun und legte eine Hand auf das grüne Gitter. »Schon in Ordnung«, sagte er, und auf einmal klang seine Stimme friedlicher.

Johann wusste, was nun kommen würde, und er täuschte sich nicht.

»Du hast also ein Schwert?«, fragte der Kleine, während er am Gartenzaun herumnestelte, den Teddy immer noch fest in der anderen Hand.

Insgeheim lachte Johann auf. Er liebte die Ehrlichkeit von Kindern! Warum nur wurden stets verhärmte, lügnerische und traurige Erwachsene aus ihnen? Er versuchte, Josef mit derselben Offenheit und Unmittelbarkeit zu begegnen, mit der dieser sich ihm gegenüber nun zeigte.

Er kniete sich nieder und legte auch eine Hand gegen die Gitterstäbe, etwas entfernt von Josef, sodass dieser sich nicht schreckte. »Ja, das habe ich.«

Josef blickte ihn mit zusammengepressten Lippen an. »Warum?«, fragte er dann ernst.

»Ich habe es geerbt.«

Josef nickte. »Von deinem Vater?«, fragte er.

Johann merkte, wie ihn Stolz auf den Jungen durchfuhr. »Ja. Du bist schlau.«

»Das hast du schon mal gesagt.« Zum ersten Mal huschte ein kleines Lächeln über Josefs Gesicht. »Mein Vater hat kein Schwert«, sagte er dann. »Ich glaub, der hat Angst vor Schwertern.«

Johann zog eine Augenbraue in die Höhe. »Das ist verständlich«, sagte er freundlich.

»Findest du?«

Er nickte. »Wenn man eine Waffe hat, Josef, muss man genau aufpassen, wie man sie einsetzt. Und das macht Angst.«

Josef schwieg und schien nachzudenken.

»Meine Mutter ist viel stärker als mein Vater«, sagte er schließlich, fast zu sich selbst, und Johann nickte, einfach nur, weil er dem Jungen das Gefühl geben wollte, dass er zuhörte.

In diesem Moment waren Schritte zu hören. Klackernd, leichtfüßig, schnell. Johann wandte den Blick und merkte, wie sich ein warmes und leicht nervöses Gefühl in seinem Bauch ausbreitete. Die Frau, von der seine Mutter ihm erzählt hatte, dass sie Clara heiße, war auf der Steintreppe, die in den Garten der Villa führte, erschienen. Mütter, dachte er, sie spürten es wohl einfach, wenn ihre Söhne über sie sprachen.

»Kann ich Ihnen helfen?«, rief sie, und es klang freundlich, aber überaus bestimmt.

»Ja«, sagte Johann und fühlte sich gemaßregelt. Er stand

auf. »Gestatten, dass ich mich vorstelle«, sagte er höflich und lüpfte wiederum den schwarzen Zylinder. »Ich bin –«

»Sein Name ist auch mit ›Jo‹, Mama!«, platzte Josef heraus.

Johann lachte.

»Ach ja?«, sagte Josefs Mutter, und auf ihren Lippen bildete sich ein verstecktes sanftes Lächeln.

»Ja!«

Josefs Mutter ging langsam zum Gartenzaun. Johann sah, wie das Kleid ihre Beine umschmeichelte, die schlank, aber kraftvoll wirkten und in hohen teuren Schuhen endeten. Der Kies knirschte unter ihrem Schritt. Währenddessen eilte Josef bereits zur Gartentür.

»Darf ich?«, rief er aus und sah seine Mutter aus großen Augen an.

Sie nickte, und eine kleine Welle aus Licht schien über ihr helles Gesicht zu laufen. Johann erschauerte. Die Frau sah aus wie ein Engel, dachte er.

Josef öffnete die Tür, und ungeschickt betrat Johann nun den Kiesweg, der in den Garten der Villa führte.

»Johann Glücksstein«, sagte er freundlich und reichte Clara seine Hand, die sie ergriff.

»Clara Löwenberg«, entgegnete sie.

Ihr Händedruck war fest, ganz anders, als er es von so einer zierlichen Dame erwartet hätte. Johann stellte sich vor, wie sich wohl ihre Haut unter dem Handschuh anfühlen musste. Zart, nicht schweißig, eher kühl.

»Er hat ein Schwert!«, rief Josef nun und schmiegte sich ein wenig gegen das linke Bein seiner Mutter. Clara Löwenberg sah Johann aus blauen Augen an.

»Tatsächlich?«

Ihre Stimme war freundlich und offen, den Blick hingegen konnte Johann nicht deuten. Etwas Fremdes lag in ihm, etwas Magisches, das er noch nie bei einer Frau gesehen hatte.

»Tatsächlich?«, wiederholte Clara Löwenberg, und ihm wurde bewusst, dass er sie angestarrt hatte.

»Ja … ja«, stotterte er.

Nun lachte sie herzlich und legte ihre linke Hand auf den hellen Haarkranz ihres Sohnes, dessen Gesicht mit einem Mal vor Begeisterung leuchtete.

»Ich freue mich sehr, dass Sie meinen Sohn wieder zum Strahlen gebracht haben«, sagte sie.

Johann fühlte, wie er rot wurde. »Sehr gern«, erwiderte er, und es kam von Herzen.

»Wissen Sie«, sagte Clara, während sie Josefs Haar mit ihrer behandschuhten Hand durchwühlte, »der Umzug hat Josef ein wenig zugesetzt.«

Johann merkte, dass ihn das traurig machte. Er sah den Jungen an, der unsicher wurde.

»Umzüge sind ja auch anstrengend«, beeilte er sich zu sagen.

Clara nickte.

»Darf ich das Schwert sehen?«, fragte Josef nun ungeduldig und fuhr mit den Fingern ihr Bein auf und ab.

Clara lächelte. »In Ordnung, wenn Herr Glücksstein nichts dagegen hat?«, sagte sie mit einem Blick auf Johann.

»Freilich, gern! Ich bin Historiker und arbeite an den Vormittagen meist daheim, komm doch einmal vorbei, Josef!«, erklärte Johann da.

»Na?«, meinte Clara und betrachtete ihren Sohn.

Josef nickte begeistert. Clara lachte. Dann wandte sie sich an Johann und reichte ihm erneut die Hand. »Vielen Dank«, sagte sie.

Er winkte ab. »Wofür denn?« Und fast zögernd, da er der Dame nicht zu nahe treten wollte, fügte er hinzu: »Dasselbe gilt freilich für Sie.«

Ihr Blick senkte sich, wich seinem aus.

»Danke«, sagte Clara Löwenberg, und es klang plötzlich wieder kühl.

»Ich empfehle mich«, erwiderte Johann rasch, legte kurz zum Gruß die Hand an seinen Hut und zwinkerte Josef zu, dessen Gesicht erneut zu leuchten begann. Dann machte er, ohne es noch einmal zu wagen, Clara anzuschauen, kehrt und ging auf sein Haus zu. Er merkte, wie seine Knie weich geworden waren. Was war nur los mit ihm? Seine Fingerkuppen waren feucht, er konnte kaum schlucken, und am liebsten hätte er einfach nur die Augen geschlossen und in die Leere gestarrt, ins Licht. Da fiel ihm auf, dass er lächelte.

Früher

Erinnere dich: Hin und wieder gibt es lichte Tage, da wandert die Mutter und du mit dem Großvater den Wienfluss entlang, und es ist dann immer, als würde deine Seele wach werden. Aber nachts wird das Haus laut. Es ist, als verwandle es sich in Monster, tobend. Die Wände sind Blicke, die dich fixieren. Du kippst von einem Schlaf in den nächsten, hast verwirrende Träume, während es hinter der Tür, die die Mutter abgesperrt hat, immer wieder hechelt und ruckt. Ja: Laut atmen nachts deine Träume, Clara! Und über dir ist eine Kammer, da wohnt die alte Frau Griensteidl mit dem durchdringenden Blick. Immer sieht sie euch boshaft an, fast so, als würdet ihr nicht dazugehören, oder?

Bald kommen auch die Winter, und man kann nicht mehr am Bach entlangspazieren. Das Einzige, was dich dann tröstet, das ist dein Bett, rechts in dem winzigen Zimmer. Wo es warm ist, wenn der Schnee kommt. Dann liegst du da und träumst und denkst an den Wald, dessen Zweige wispern. Wie alles lebt! Das Haus lebt, es ist aus Dunkel gebaut. Wenn es Nacht wird, knarrt und knirscht es. Auch die Bassena im Treppenhaus lebt, sie sprudelt, spricht zu dir. Es ist ein heimtückisches Tropfen. Aber nachts hörst du sie nicht, denn da wäscht sich keiner. Da bleibt nur das Hecheln der Mutter, und du bist mit deiner Angst allein. Ja: Eine namenlose Angst hast du in diesen roten Nächten, Clara. Dann ist das Haus ein Ungeheuer. Und du musst rennen. Nachts. Auf die Toilette musst du rennen, wenn die Angst dir im Nacken sitzt. Die Toilette ist weit weg, ganz hinten im Treppenhaus, und wenn du sie aufsuchst, dann sitzt dir stets die Angst im Nacken. Manchmal kommt sie auch am Tag, wenn die Schatten bedrohlich herumkriechen in der Wohnung. Du nimmst dich in Acht. Denn du weißt: Die Dunkelheit kann wachsen, wortlos. Sie wird dann wie eine riesige Wand. »Mutter?«, möchtest du rufen. Doch dein Kehlkopf liegt dir schwer wie ein Apfel im Hals. Die Worte kommen nicht aus dir heraus. Nicht einmal stammeln geht. Wie schade, dass der Großvater alt wird und immer seltener kommt.

6

Als Johann wenig später das Wohnzimmer betrat, saß seine Mutter bereits in aufrechter und wie immer strenger Haltung auf dem Sofa und stickte. Johann lächelte sie an. Sie lächelte zurück, doch es bildeten sich Falten der Traurigkeit um ihre Mundwinkel, die sich seit dem Tod seines Vaters noch um einiges vertieft hatten.

Sie hielt mit dem Sticken inne. »Wo warst du?«

»Spazieren«, entgegnete er, während er sich die Handschuhe auszog und neben ihr Platz nahm.

»Das ist gut«, sagte sie. »Du arbeitest zu viel.«

Johann nickte. Er wusste bereits, was jetzt kommen würde. Manchmal war es, als hätte die Mutter eine Spieluhr in sich, die, einmal aufgezogen, sprach und sprach, ganz unabhängig von ihren tatsächlichen Gefühlen und Gedanken. Johann musterte sorgenvoll ihr ergrautes Haar, das sie in einem Dutt zusammengesteckt hatte. Einzelne Strähnen hatten sich gelöst. Er blickte auf die Stickarbeit – ein schlichtes, aber liebliches Blümchenmuster – und griff nach ihrer Hand.

»Dir würde es auch guttun, mehr unter Menschen zu gehen.« Er drückte die Hand vorsichtig. Sie war kalt.

»Ich weiß, das sagst du immer.« Sie betrachtete ihre Arbeit mit konzentriertem Blick.

»Ich sorge mich nun einmal auch um dich«, sagte er, »genauso wie du dich um mich. Versuche, mich zu verstehen.«

Ein wehmütiges Lächeln spielte um ihre Lippen. Johann seufzte.

Ohne anzuklopfen, betrat Felicitas den Raum, das Teeservice auf einem Wägelchen vor sich herschiebend. »Sie sind zu spät«, mahnte sie und fixierte ihn strafend.

Johann lächelte, doch innerlich verdrehte er die Augen. Diese alte Jungfer, dachte er, während er die kleine rothaarige

Gestalt, die gebückt das silberne Tablett vom Wägelchen nahm und es auf den Tisch stellte, ansah.

»Verzeihung«, sagte er mechanisch.

Felicitas schwieg und stellte das Porzellangeschirr vorsichtig auf den Tisch. Wortlos stand seine Mutter auf und setzte sich vor ihre Tasse, und Johann tat es ihr gleich. Die Stimmung war auf einmal angespannt. Johann betrachtete Felicitas, die mit ihrem leicht schielenden Blick konzentriert auf Tassen und Unterteller starrte, während sie nach der Teekanne griff. Etwas in ihm fühlte sich ruhelos und traurig an. Felicitas goss Tee ein.

»Wunderbar, der Tee«, sagte die Mutter, und Johann wusste, dass sie dabei an etwas ganz anderes dachte.

Ein dünnes Lächeln erschien auf Felicitas' Lippen. »Und, war es gut drüben bei den Löwenbergs?«, fragte sie da und presste den Mund zu einem Strich zusammen. Johann verschluckte sich fast an seinem Tee.

»Achtung, der ist heiß«, sagte seine Mutter, sah ihn kurz an und stierte dann wieder gedankenverloren aus dem Fenster. Stille.

»Was haben Sie gesagt?«, entfuhr es ihr dann mit einem kurzen Blick auf ihre Haushälterin.

»Wie es wohl war bei den Löwenbergs?«

Johann zog eine Augenbraue in die Höhe.

»Ach, du warst drüben?«, rief seine Mutter, ohne die Augen vom Fenster abzuwenden.

»Ja«, sagte Johann.

»Und?«, fragte Felicitas neugierig weiter.

Die Mutter indes lächelte Johann nur kurz an und nahm einen weiteren Schluck von ihrem Tee. So war es; man musste sprechen, doch was man sagte, war unwesentlich, dachte Johann. Ein wenig wütend betrachtete er Felicitas. Hatte sie versucht, ihm nachzuspionieren?

»Es ist eine freundliche Familie. Der kleine Junge aufgeweckt und schlau.«

»Wie schön«, sagte seine Mutter.

Johann nickte und wandte sich dem Kuchen zu, den Felicitas auf seinen Teller lud. Ihm war der Appetit vergangen.

»Und Frau Clara?«, fragte Felicitas.

»Sie soll sehr schön sein«, warf seine Mutter ein.

Johann schwieg.

»Und, ist sie es?«, drängte ihn nun auch sie, während sie sich einen ersten Happen Kuchen in den Mund schob.

Johann zuckte mit den Schultern. »Ja«, sagte er dann. »Wahrscheinlich ist sie das.«

Felicitas trat näher an das Ohr seiner Mutter heran, während sie ihr erneut Tee eingoss. »Es heißt, ein verrückter Verehrer habe sie bedroht«, wisperte sie. »Darum sei sie ausgezogen.«

Irritiert sah Johann sie an. »Wer erzählt denn so etwas?«, fragte er.

Felicitas lächelte und sagte mit sich aufhellender Miene: »Der Postler hat wohl mit ihrem Mann Egon gesprochen.«

»Der Postler?«

»Nun, die beiden haben eine gemeinsame Lieblingsbeschäftigung.«

»Sie gehen abends in Beisln«, mutmaßte Johann, wohl wissend, was Männer so tun.

»Genau.«

»Und was«, fragte seine Mutter streng, während sie ihre Haushälterin betrachtete, »haben Sie mit dem Postler zu tun?«

Beschämt senkte Felicitas den Blick. »Nun, auch wir teilen eine Gemeinsamkeit«, murmelte sie.

»Ach ja?« Nun war Johann gespannt.

»Ja.« Felicitas nickte. »Wir spielen beide Karten.« Felicitas errötete ein wenig und schien dies für eine intime Angelegenheit zu halten.

»Und was hat er erzählt?«, fragte Johann.

Felicitas beugte sich wieder etwas näher an seine Mutter

heran und zischte: »Er hat gedroht, sich zu erschießen, wenn Clara Löwenberg nicht ihren Mann verlasse. In einem Brief.«

»Tatsächlich?«, entfuhr es seiner Mutter, wobei ihre Stimme Interesse heuchelte.

»Ja. Und ihr Mann, der ist fünf Jahre jünger als sie.«

»Ach ja?«

»Ja. Die Männer scheinen diese Frau alle zu lieben! Besonders die unreifen.« Felicitas nickte und blickte Johann mit einem Ausdruck an, der sagen wollte: »Siehst du, da hast du es.«

Johann winkte ab. »Das sind doch Gerüchte. Ich bin mir sicher, dass Frau Löwenbergs Gatte das nie zugelassen hätte.«

»Kennst du ihn denn?«, wollte seine Mutter wissen.

Johann musste den Kopf schütteln. »Zugegeben, nein, aber eine Frau wie Frau Löwenberg kann nur einen feinen Mann haben.«

Stille.

»Und außerdem«, fügte er hinzu und merkte noch im Reden, wie er immer unsicherer wurde, »hat doch nur ein edler Mann einen so schlauen und liebenswerten Sohn. Der Junge ist wirklich entzückend.«

»Du scheinst aber ziemlich viel zu wissen dafür, dass du nur kurz mit ihnen geredet hast«, sagte seine Mutter. »Das freut mich. Es sieht so aus, als tauche der Maulwurf wieder aus seinen Büchern auf.«

Johann lächelte. »Ja. Ich habe ihm von meinem Kampfschwert erzählt. Er will es ansehen kommen«, sagte er, hoffend, dass seine Mutter sich über ein junges Wesen in ihrer Welt freuen würde.

»Tatsächlich?«, fragte sie nicht uninteressiert.

»Ja. Und ich denke, ein Kind im Haus wird dir guttun, Mutter.«

Seine Mutter hatte ihren Kuchen aufgegessen und lehnte sich ein Stück zurück. »Wie lieb du dich um mich sorgst«, sagte sie abwesend.

»Ja, lieb ist er«, flötete Felicitas und wollte ein weiteres Kuchenstück auf den Teller seiner Mutter schieben, doch diese winkte ab. Johann blickte die beiden Frauen an und fand sie mit einem Mal bemitleidenswert, wie sie so eingeschlossen in sich selbst waren und miteinander die Spiele der Gesellschaft spielten, die sie schon die letzten Jahrzehnte gespielt hatten.

Er legte die Gabel auf den Teller, ohne einen Bissen gegessen zu haben, stand auf und schob den Stuhl an den Tisch.

»Meine Damen, ich empfehle mich«, sagte er, während er nach der Hand der Mutter griff und sie küsste.

Johann ging die Treppe hoch. Warum, dachte er, ging er davon aus, dass Claras Gatte ein feiner Mann war? Obwohl er ihn doch gar nicht kannte? War es vielleicht so, dass er ein schlechtes Gewissen hatte? Fühlte er sich am Ende für Egon Löwenbergs Glück zuständig, ja, fühlte er sich schuldig, weil er im Grunde genauso wie die anderen Männer ... Johann traute sich kaum, es zu Ende zu denken. Er musste schlucken, seine Handflächen wurden nass und nasser. Er raufte sich das Haar und setzte sich schließlich hin. Ja, tatsächlich: weil er Clara begehrte! Er seufzte.

Nun hatte er es sich eingestanden, dachte Johann, und es tat weh und war gleichzeitig schmerzhaft und süß. Er begehrte sie. Dieses Begehren hatte die letzten zwei Tage in ihm gebrodelt, hatte in ihm gebrodelt, seit sie vor seinem Fenster aus dem Wagen gestiegen war. Er war verloren, denn niemals würde er Clara Löwenberg berühren können. Johann tastete über sein Gesicht und stellte sich vor, es wären Claras Züge. Wie erleichternd es war, das endlich zu denken!

»Ich begehre dich!«, flüsterte er jetzt auch in seine hohle Hand, fuhr sich über das Gesicht und begann, es zart und zarter zu berühren.

»Ich begehre dich!«

Er schloss die Augen. Heute würde er nichts mehr tun. Er würde nur noch in diesem Gefühl dasitzen und ins Licht starren, beglückt und betrübt über diese Erkenntnis des Verlangens, das ihn das erste Mal in seinem Leben ereilt hatte.

Früher

In diesen frühen Tagen tröstet dich, so es geht, der Wald in der Nähe des Wienflusses. Du siehst dich um und findest dich in allem wieder: Alles ist dann Clara und meint es gut mit dir, weil du an der Hand des Großvaters spazieren gehen darfst. So singt es, in den Wolken, den Ästen der Bäume, dem Gras. Und du bist mit allem verbunden. Zum Märchen wird mit einem Mal die Welt. Wenn du unter den Bäumen umherspringst, dann ist es, als würdest du unter Feen wandeln, ja, fast so, als wärst du in einem der Märchen des Großvaters. Wie magisch alles ist in so einer Kindheit! Erinnere dich, Clara!

Manchmal ist auch der Nachbarsjunge dabei, und ihr freut euch an der Dichtigkeit der Tage. Aber trotzdem: Nie entsteht in dir das Gefühl einer Ganzheit. Manchmal wünschst du dir, du könntest die Welt aufessen und ganz in dich aufnehmen, einfach um zu begreifen, was in ihr passiert. Aber es geht nicht. Die Welt ist zu groß, sie passt nicht in dich hinein. Dennoch: Die Tage im Wald helfen gegen die Angst. Die Mutter ist dann fröhlicher, ihre Wangen röten sich, und sie knöpft sich die Hemdsärmel auf. Der Rock weht ihr um die Beine. Manchmal, wenn es warm ist, geht sie sogar barfuß. Dann steigst du zwischen ihren Schritt, und sie lacht. Und ihr Rock ist ein Zelt, in dem du ganz geborgen bist, in dem du verloren gehen kannst.

7

An einem der folgenden Abende rief etwas nach Clara, und sie beschloss, ihren Mantel anzuziehen und noch spazieren zu gehen. Sie kannte doch die neue Umgebung noch kaum! Mit fest gesetzten Schritten verließ sie ihr Zimmer und schloss die Tür der Villa hinter sich ab. Egon würde ohnehin nach der Arbeit noch ins Wirtshaus gehen, und die Kinder schliefen bereits wie zwei blonde Engelchen. Es war notwendig, dass sie versuchte, einen klaren Gedanken zu fassen.

Sie hörte ihre eigenen Schritte auf den Steintreppen klackern. Sinnierend betrachtete sie den Garten, während sie den Kiesweg entlangging, sah die Linde an, die links von ihr stand. Immer hatte sie sich so eine Villa gewünscht. Schon als Kind, allein mit der früh verwitweten und verschuldeten Mutter, hatte sie zu Gott gebetet, einmal in einem großen Haus mit einem feinen Herrn und zwei hübschen Kindern leben zu dürfen. Und nun durfte sie es tatsächlich. Aber seltsamerweise stellte sich in ihrem Herzen keine Freude ein. Ganz und gar nicht. Clara dachte nach und suchte nach einem schönen Bild, etwas Aufmunterndem, während sie die Straße überquerte. Der Wind blies durch die Allee, und es schien, als läge der ganze Bezirk schon im Schlaf.

Kiwitt, kiwitt, sang sie innerlich.

Das tat sie oft, wenn sie sich beruhigen wollte. Das Lied hatte ihr ihre Mutter vorgesungen, damals, als sie noch in der engen Zwei-Zimmer-Wohnung gehaust hatten. Das Klo war am Gang gewesen, neben einer schlichten Bassena, aus der sie Wasser geschöpft hatten.

»Kiwitt, kiwitt«, sang Clara und schritt den Weg entlang.

Eine der Straßenlaternen neben ihr war ausgefallen, und mit einem Mal schoss ihr ein rotes, fremdes Bild in den Kopf.

Was war das nur? Sie drehte sich um. Konnte es sein, dass ihr jemand folgte?

Clara betrachtete die Straße und lachte sich dann selbst aus. Nein, nichts. Da war nichts. Nur die Blätter, die im Wind raschelten. Oder? Friedrich, der Student, fiel ihr ein, der sie so lange Zeit so heftig geliebt hatte. Nach ihrem Schweigen hatte er in einem Brief gedroht, sich umzubringen. Er würde ihr doch nicht gefolgt sein und versuchen, sich an ihr für ihre Schmähung zu rächen? Clara merkte, wie das rote Bild in ihrem Kopf anschwoll. Schnell, sie brauchte einen hellen, freundlichen Gedanken.

»Kiwitt, kiwitt«, sang Clara, doch ihr kam nichts in den Sinn, was ihr Herz aufgemuntert hätte. Panik stieg in ihr hoch. Sie versuchte, sich das wunderbare zitronenfarbene Kleid vorzustellen, das sie neulich in der Einkaufspassage im 1. Bezirk gesehen hatte.

»Das muss ich haben!«, hatte sie zu Egon gesagt, doch er hatte sofort abgewunken. Nun, sie würde es bekommen, dachte Clara. Sie würde es bekommen, genau wie sie die Villa bekommen hatte. Und alles würde gut werden. Alles, oder? Sie strauchelte. Das rote Bild jedoch wuchs, schwoll weiterhin an. Und vielleicht die Perlenohrringe?, dachte Clara, doch da begann es in ihrem Schädel auf seltsam süße Art und Weise zu sirren. Sie setzte sich an den Randstein und zog die Beine an den Bauch.

Weil's Kindlein schlafen will, sagte sie, nun nur noch innerlich, und atmete in das stärker und stärker werdende Sirren hinein. Dann wurde vor ihren Augen alles rot.

Eine Stimme weckte Clara.

»Sind Sie in Ordnung?«

Clara sah auf und kniff die Augen zusammen. Langsam schoben sich die Konturen vor ihrem Blick wieder zu einem Bild zusammen, und sie merkte, wie die Farben eine normale Intensität bekamen. Vor ihr stand Johann Glücksstein, der

Nachbar, dem sie heute Morgen das erste Mal begegnet war. Clara sah ihn an und spürte, dass ihr Körper schweißnass war.

»Aber ja, ich …«, stotterte sie.

Johann beugte sich tiefer zu ihr herunter. »Sicher? Sie sehen blass aus.«

Clara winkte ab. »Es ist dunkel. Ich wollte nur etwas Luft schnappen. Ich muss rasch heim, mein Mann … Er sollte jeden Moment kommen«, stammelte sie.

»Freilich«, nickte Johann und wirkte dabei zerstreut.

Clara lächelte verstohlen und setzte sich in Bewegung.

»Gute Nacht, lieber Herr Glücksstein«, rief sie rasch, »und kommen Sie doch gern einmal untertags auf einen Kaffee!«

Früher

Du erinnerst dich: Deine Mutter; vieles verändert sich an ihr mit den Jahren. Seit einiger Zeit geht ein mächtiger, vornehmer Mann mit euch in die Kaffeehäuser Wiens. Er drückt der Mutter immer wieder klackend Geld in die Hände mit seinen behandschuhten Fingern. Und wenn er da ist, ist mit einem Mal alles verboten. Du darfst nicht mehr laut reden, darfst nicht zu schnell zu viel Kuchen essen, und auch auf Bäume klettern ist dir nicht mehr erlaubt, wenn ihr mit ihm durch die Wachau oder in der Lobau spazieren geht.

Mit dem Großvater gemeinsam bist du gern geklettert, hast dich auf Baumstümpfe gestellt und Statue gespielt, auch das ist jetzt verboten. Rot schnürt sich dir die Kehle zu, wenn ihr diesen Mann trefft. Du darfst nicht lärmen, nicht lachen und nicht schimpfen. »Wasch das Obst, Clara!«, heißt es fortan, wenn du dir einen Apfel im Hof pflücken willst. Die Welt scheint aus Glas zu sein. Du wirst vorsichtig, bewegst dich wie auf Glatteis. Dein Schritt zittert, und die Sohlen finden keinen festen Halt mehr. Die Angst wird immer größer und größer, sie ist jetzt auch am Tag da, und sie hat mit dem mächtigen vornehmen Mann zu tun. »Explodieren wirst du, wenn du so viel Kuchen isst!«, sagt die Mutter einmal im Kaffeehaus vor ihm zu dir. Erinnere dich, Clara: Jedes dieser Worte von ihr bricht dir innerlich alle Rippen, du denkst an die Spitzhacke in der Küche und hast Angst. Du bemühst dich, willst etwas sagen, aber kein Laut kommt über deine Lippen. So beginnst auch du, dich selbst zu beschimpfen, nennst dich eine dumme Kuh, und die innere Unruh gibt keine Ruh.

8

Wutentbrannt trat Egon ins Schlafzimmer. Es konnte doch nicht sein, dachte er, dass er sich ständig um den Zusammenhalt der äußeren Wirklichkeit bemühte und Clara nichts anderes tat, als daran zu arbeiten, dass diese wieder zusammenbrach! Er knallte die Zimmertür zu und starrte seine Frau an, die aufrecht im Bett saß, ein Buch aufgeschlagen im Schoß.

»Komm her, Liebster.« Sie tätschelte den Platz neben sich.

Egon schnaubte. Dann zog er den Brief aus der Brusttasche und legte ihn Clara hin. Sie las und lächelte anschließend verlegen.

»Erklär mir das!«, rief Egon.

Clara bedeutete ihm, leise zu sein. »Die Kinder schlafen.«

»Erklär es mir trotzdem«, sagte er scharf. »Und: Warum erfahre ich das erst jetzt?«

»Nun ja, ich dachte, es wäre für dich zu viel, gleich nach dem Umzug zu erfahren, dass Frau Marutschek gekündigt hat.«

Egon schüttelte den Kopf. »Das ist es nicht, was mich so aufregt«, entgegnete er und setzte sich neben seine Frau.

»Nein?«

Fassungslos starrte Egon Clara an. Tat sie nur so naiv, oder war sie es tatsächlich? »Nein. Was mich ärgert«, rief er, über ihr helles, schönes Antlitz erbost, »ist die Tatsache, dass du sie nicht bezahlt hast!«

Clara blickte unverwandt auf ihre Finger.

»Und?«

Stille.

»Verdammt!«, fluchte Egon und hätte Clara am liebsten gebeutelt. »Verdammt, Liebste, was hast du denn nur mit dem Geld gemacht, anstatt es der Marutschek zu geben?«

Clara schwieg und schob die Unterlippe unter die Oberlippe.

»Ich habe es ausgeben«, sagte sie schließlich, und ihre Stimme zitterte ein wenig.

»Nein, *das* hätte ich jetzt nicht gedacht!«, rief Egon höhnisch und stand auf.

»Hast du getrunken?«, wisperte Clara, und Egon konnte sehen, wie ihre großen blauen Augen feucht wurden.

»Was zur Hölle hast du gekauft?«, schrie er sie noch einmal an, fasste nach ihrem in einem weißen Leinennachthemd steckenden Oberkörper und schüttelte sie.

Clara begann zu zittern. »Bitte lass«, flüsterte sie, »lass mich doch!«

Egon hielt inne, setzte sich auf den Bettrand und begann sich sein Haar zu raufen. Er wusste nicht weiter. Und Clara hatte ja recht: Es wäre besser, jetzt nicht zu streiten, um die Kinder nicht zu wecken.

»Ich bin vorhin auf der Straße umgekippt. Es geht mir nicht gut«, flüsterte Clara.

»Ja, *dir* geht es nicht gut«, murmelte er und zog sein grünes Jackett aus, weil ihm während des Zornesausbruchs heiß geworden war. »Aber wie es mir geht, ist völlig unwesentlich, habe ich recht?«

Stille. Er drehte sich zur Seite und blickte seine Frau an. Clara hatte begonnen, an ihren Fingernägeln zu beißen, aus ihren Augen liefen Tränen.

»Du solltest dir nicht ständig so teure Kleider kaufen«, sagte Egon.

Er betrachtete die stumm weinende Clara, die vor ihm in den Kissen saß, mit aufgelöstem Haar und ohne die Perlenohrringe, schlicht, schöner denn je. Langsam fasste er sich wieder.

»Und du sollst nicht trinken«, flüsterte Clara und fuhr fort, an ihren Nägeln zu kauen. Egon griff nach ihrer Hand und nahm sie sanft in seine.

»Tu das nicht«, sagte er leise.

Clara beugte sich nach vorne und nahm ihn in den Arm.

Dann begann sie, leise zu schluchzen. Egon wölbte seufzend seine Hand über ihren Hinterkopf.

»Liebstes, verzeih mir!«, sagte er in Claras helles, blond gelocktes Haar. »Aber du musst mich verstehen.«

»Ja«, schluchzte Clara.

»Wo soll ich nur das ganze Geld hernehmen?«, fragte er, während Clara begann, sein Hemd aufzuknöpfen. Er griff nach ihrer Hand und bedeutete ihr, innezuhalten.

Clara nickte, bebte ein wenig in seinen Armen und löste sich dann aus ihnen. Ihr Gesicht hatte mit einem Mal einen seltsam entrückten Ausdruck.

»Ich habe einen Plan«, sagte sie.

Egon setzte sich beruhigt aufs Sofa und zog seine Handschuhe aus, faltete sie zusammen, legte sie auf den Glastisch und blickte Clara an.

»Erzähl.«

Clara nickte. »Pass auf. Wir –«

Egon unterbrach sie und legte ihr sanft seine linke Hand auf die vollen Lippen.

»Nein«, winkte er ab und spürte, wie eine angenehmer und angenehmer werdende Müdigkeit ihn beschlich, »erzähl es mir nachher. Zuerst will ich wissen, warum du auf der Straße umgekippt bist, ja?«

Clara nickte und sah dabei aus wie ein braves Schulmädchen.

»Ja«, wisperte sie mit glasigem Blick, »ja.«

Früher

Weißt du noch, Clara? Ja, richtig unheimlich ist's, dieses Märchen vom Machandelbaum, das der Großvater dir so oft erzählt hat. Du erinnerst dich an diese Geschichte, jede Nacht, sie wiederholt sich wie ein Zwang. Du weißt noch, sie geht so: Kinder konnte die Frau nicht kriegen in dieser Geschichte. Aber als sie Machandelbeeren kostet, siehe – da wird sie krank, und ihr Blut sickert in den Schnee, und es ist so rot wie die Nacht im Haus. Und die Frau, die wünscht sich etwas. Ja: Einen Sohn will sie haben, rot wie ihr Blut. Und weiß wie der Schnee. Eine Sehnsucht erfasst die Frau mit einem Mal, so sehr liebt sie diese Machandelbeeren. Sie sagt sogar, dass sie unter dem Baum begraben sein will! Aber was kommt, ist nicht der Tod. Sondern ein Sohn. Dann jedoch, schon bald nach seiner Geburt, stirbt die Mutter aus lauter Glück. Fast so, wie die Mutter vor Freude stirbt, wenn der reiche, mächtige Mann bei euch auftaucht, oder?

Doch das Märchen ist noch nicht zu Ende. Später nämlich, da nimmt der Mann in der Geschichte wieder eine Frau – weil: Man tröstet sich immer! Diese Stiefmutter, die hat eine Tochter, und ihr gefällt der Knabe gar nicht. Denn rot wie Blut sind seine Lippen, und die Stiefmutter hat Angst vor der Zartheit des Schnees. Einen Apfel in einer Kiste bietet sie dem Sohn da an. Aber siehe: Sie schlägt den Deckel zu, noch bevor er den Kopf ganz herausgezogen hat – und dieser rollt sofort in der Wohnung umher! Du stellst dir vor, wie er kullert, dieser Kopf. Abgetrennt, einfach so! Abgetrennt, wie auch du von der Mutter. Da aber erschrickt die Stiefmutter in der Geschichte. Ja. Sie erschrickt, ein bisschen wie du jede Nacht, Clara. Rasch bindet sie ihn wieder an, mit einem Halstuch. Dann befiehlt sie der Tochter, ihn zu schlagen, und schon bricht der Junge entzwei.

Jetzt ist also die Tochter schuld und nicht die Stiefmutter, und rot rollt das Blut, genau wie in deinem Kopf. Erinnere dich, Clara. So geht die Geschichte des Großvaters. Aber damit nicht genug! Denn dann macht die Stiefmutter, was Mütter so tun: Sie kocht. Und sie kocht den Körper des Knaben in die Suppe hinein, und diese wird mit den Tränen der Tochter gesalzen. Ja, auch der Vater ist traurig, denn er hört, der Sohn sei plötzlich weggegangen. Doch er ist wie der mächtige Mann im Kaffeehaus, er lässt sich leicht täuschen. Wie Männer eben so sind, oder? Das, Clara, begreifst du früh. Und der Mann im Märchen ist gefügig, er isst brav, und die Suppe schmeckt ihm. Auch wenn sie von Tränen gesalzen ist.

Danach sammelt die Tochter die Knochen ein. Fein säuberlich legt sie sie weinend in ein Seidentuch unter dem Baum, der an allem schuld ist und auf dem die Äpfel immer noch blühen, als wäre nichts, rot, rot. Aber da wird ihr auf einmal licht! Denn wie Hände, gleichsam ringend, scheinen die Machandelzweige im Wind zu tanzen, und aus einem Feuer im Nebel, das rot ist wie die Trauer, rot wie alles in deinem Kopf, Clara, fliegt ein schöner jubilierender Vogel. Er fliegt weit in den Himmel fort, und siehe: Die Knochen sind weg! Der Vogel jedoch ist lästig wie die rote Farbe in dir, er singt und singt, immer wieder, singt auf dem Dach eines Goldschmieds, eines Schusters, singt auf dem Lindenbaum vor einer Mühle. Seine Melodie kreist über den Himmeln wie die Angst in deinem Hirn. Aber auch der Vogel weiß, dass es um Reichtum geht, genau wie die Mutter: Für das Zirpen seiner Melodie verlangt er eine Goldkette, rote Schuhe und einen Mühlstein als Bezahlung. Alles wird ihm gegeben, dennoch hört er nicht auf zu jubilieren und zu fliegen, ist nicht aufzuhalten. Sein Gesang sprudelt wie das Blut des toten Bruders, sprudelt wie die Angst in deinem Kopf.

Schließlich singt der Vogel jedoch auch bei der Schwiegermutter zu Hause auf dem Machandelbaum. Wie wird's da Mutter und Vater Angst! Die Bedrohung des Vogels hat damit aber noch kein Ende, im Gegenteil! Jetzt ist sein Zeitpunkt, sich zu rächen! So wirft er dem Vater die Kette um den Hals, der Schwester die Schuhe auf den Boden und der Mutter den Mühlstein auf den Kopf. Und dann wird es so richtig rot, so rot, wie es jetzt schon in deinem Kopf ist, Clara. Ja: Feuer, und alles wird neu! Denn es ersteht aus Dampf und Flamme der Sohn wieder!

Erinnere dich, Clara: An den Abenden ist die Welt bedrohlicher denn je, wenn du diesem Märchen lauschst. Du machst die Augen zu, aber du kannst vor der roten Farbe nicht davonlaufen. Siehst vor dir den rollenden Kopf – und auch den Hackstock. Das Wort »Spitzhacke« fällt dir ein, und die Angst schwappt über wie ein Sprudel aus Blut. »Kiwitt!« tönt es. Ja: Die Worte des Vogels aus dem Märchen kreisen in deinem Kopf, wieder und wieder, singen in dir. Da ist ein Sirren an den Ohren. Du bist von roten Wänden zugebaut, Clara. Keine vier bist du – aber langsam wirst du erwachsen, jetzt schon.

9

Als Josef an einem der folgenden Nachmittage wie gewohnt unter der Linde saß, merkte er, wie sich ein komisches Gefühl in seinem Bauch auszubreiten begann. Er horchte, nahm alles mit gebannten Sinnen wahr: das Rauschen der Lindenblätter, die Geräusche vorbeifahrender Automobile, die Rufe der Zeitungsboten, das Krächzen einiger Vögel, die aus dem Wald in seine Richtung kamen. Nein, versuchte er sich zu beruhigen, da war nichts. Nichts Auffälliges, nichts, was Grund zur Besorgnis hätte sein können. Warum war er denn eigentlich besorgt? Josef konnte es sich selbst nicht erklären. Dennoch: Seit einigen Monaten schon lag eine seltsame Bedrohung in der Luft. Josef wusste nicht wirklich, was es war, doch er ahnte, dass es mit dem Studenten, einem Freund seiner Mutter, zu tun haben musste, den er ein paarmal gesehen hatte. Ob dieser auch der Grund, tatsächlich der Grund für den Umzug gewesen war? Egal, dachte Josef, eines Tages würde er groß genug sein. Dann würde er ein Kampfschwert besitzen und die Mutter beschützen. Und vielleicht auch den Vater, und wenn es ganz schlimm kam, sogar das lästige kleine Mariechen.

»Josef!«, tönte es da von den Steinstufen her.

Verdammt, dachte er, kaum fiel sie ihm ein, stand sie auch schon vor ihm. Dieses kleine Mädchen war wirklich lästig wie ein Zeck.

»Josef!«

Tapsig wie das Elefantenjunge, das er im Schönbrunner Zoo gesehen hatte, kam Mariechen mit ihrer Porzellanpuppe im Arm auf ihn zugerannt.

»Was denn?«, fragte Josef und verdrehte die Augen.

»Da ist Vögelchen im Garten!«, rief sie.

»Na und«, murmelte Josef.

»Bei den Blumen.« Mariechen kam vor ihm zum Stehen und sah ihn gebannt und aus großen Kulleraugen an.

»Hast du noch nie einen Vogel gesehen?«, fragte Josef.

Mariechen schüttelte den Kopf und lächelte gleichzeitig. Immer schon, dachte Johann, hatte er sie seltsam gefunden. Als Mariechen ein Säugling gewesen war, so ganz ohne Haare und noch mit geschlossenen Augen, hatte er sie sogar von der Bettbank geschmissen, weil er gedacht hatte, sie wäre ein Gegenstand. Zugegeben, nun konnte sie ja greifen und gehen, sie war bereits vier, sie plapperte und lachte und hatte Haare, fast alles wie ein normaler Mensch. Dennoch: Josef mochte sie nicht gern mit seiner Mutter teilen. Überhaupt teilte er sie nicht gern. Auch mit dem Vater nicht, aber der war schließlich schon vor ihm da gewesen, also konnte Josef ihm ein gewisses Recht nicht absprechen.

»Du *hast* einen Vogel«, sagte Josef.

»Was heißt das?«, fragte Mariechen.

»Dass du dumm bist!«, rief Josef.

Kindisch, wie sie war, begann Mariechen sofort zu weinen. Josef merkte, dass sie ihm ein bisschen leidtat.

»In Ordnung«, sagte er und stand auf. »Zeig mir das Vögelchen.«

Er griff nach Mariechens feistem Arm und kniff sie zart hinein. Keine Reaktion. Er versuchte es mit Streicheln, und sofort begann die kleine Schwester zu kichern. Es klang kitzelig.

»Kommen!«, sagte sie und nahm seine Hand.

»Jaja«, murrte er und dachte bei sich, dass es vielleicht doch ganz gut war, Mariechen zu folgen. Es würde ihn von seiner Angst ablenken, zumindest für Momente. Doch im Geheimen wusste Josef, dass eine Bedrohung über ihm und seinem Leben lag. Er würde sich wappnen müssen. Bald schon. Gut, dass es im Haus gegenüber ein Schwert gab.

Früher

So verstreichen die Tage, und du bist wie gelähmt. »Mein Mutter, die mich schlacht', mein Vater, der mich aß, mein Schwester, das Marlenchen, sucht alle meine Beinchen, bind't sie in ein seiden Tuch, legt's unter den Machandelbaum. Kiwitt, kiwitt, was für ein schöner Vogel bin ich«, singt es in dir, während der reiche, mächtige Mann euch immer wieder besucht. Du hast eine namenlose Angst, Clara. Und ab jetzt bist du trotz Großvater für immer allein.

10

Es dauerte nicht lange, da beschloss Johann, den kleinen Josef aufzusuchen. Als er bei Löwenbergs läutete, öffnete ihm ein fremdes Gesicht.

»Wie kann ich Ihnen helfen?«, fragte der Mann unwirsch.

Freilich begriff Johann sofort, dass er Claras Gatten vor sich haben musste.

»Ich wollte …« Zugegeben, er hatte sich Claras Mann freundlicher vorgestellt. Und vielleicht auch weniger gut aussehend. Er musste sich erst fassen und das Bild in seinem Kopf korrigieren.

Egon Löwenberg war ein groß gewachsener Mann mit rötlich blondem Haar und Augen, die Kristallen glichen. Johann gestand sich ein, selten einen so feschen Kerl im Hietzinger Villenviertel gesehen zu haben. Egons Nase war markant und gerade, sehr charakteristisch, die Stirn hoch, die Züge des Gesichts zeugten von einer gewissen Härte und Strenge, die für sein junges Alter untypisch zu sein schienen, aber auch von Intelligenz.

»Sie sind bestimmt wegen Clara hier«, sagte Egon Löwenberg und machte keine Anstalten, Johann hineinzubitten. Stattdessen lachte er verächtlich, sodass Johann nach Luft schnappen musste.

»Wie kommen Sie nur darauf?« Johann konnte es kaum fassen.

»Nun, ist es nicht so?« Egon Löwenbergs Stimme klang ein wenig hämisch.

»Aber nein!«, wehrte Johann freundlich ab.

»Sondern? Was wünschen Sie dann?«, fragte Egon Löwenberg mit regloser Miene und blickte Johann kalt an.

»Ich …« Johann geriet ins Stottern.

»Ja?« Egon Löwenberg sah ihn fragend an.

»Nun, ich bin hier, um Josef abzuholen!«, stieß Johann schließlich hervor.

Egon Löwenberg legte die Stirn in Falten. Was für eine edle Nase er hatte, dachte Johann noch einmal.

»Was wollen Sie von meinem Sohn?«, fragte Egon Löwenberg, doch die Härte seiner Züge war einem leichten Erstaunen gewichen.

Mit einer knappen Geste lüpfte Johann seinen Hut und versuchte es dann in noch freundlicherem Ton: »Ich habe ihm versprochen, ihm mein Schwert zu zeigen, wissen Sie?«

Während Egon Löwenberg ein Stück zurückwich, um Johann Platz zu machen und ihn so indirekt in die Villa hineinzubitten, musterte er ihn von oben herab. »Verstehe.«

»Gestatten Sie, dass ich mich vorstelle«, fuhr Johann fort und reichte Egon Löwenberg die Hand. »Ich bin Johann Glücksstein. Ich wohne gegenüber.«

Egon Löwenberg nickte. »Sie müssen verzeihen, Herr Nachbar«, erklärte er kühl, »aber ich habe so meine Erfahrungen gemacht, was die Wirkung meiner Frau auf Männer betrifft.«

Für einen Moment erstarrte Johann. Die seltsamen Gerüchte, die Felicitas neulich beim Tee in ihre Konversation gestreut hatte, fielen ihm ein. Er wollte schon fragen, ob in diesen Gerüchten wohl etwas Wahres lag, doch dann biss er sich auf die Zunge.

»Sie sagen gar nichts!« Egon Löwenberg stieß ein schnaubendes Lachen aus, und seine Nasenflügel bebten kurz, sodass er Johann an ein Ross erinnerte.

»Verzeihen Sie. Freilich ist Ihre Frau ein schöner Mensch«, beeilte sich Johann zu antworten.

Mit einer abfälligen Geste, die Hand durch die Luft fächelnd, winkte Egon ab. »Bemühen Sie sich nicht um Freundlichkeit.«

Johann schüttelte verwirrt den Kopf und nickte dann. Er begriff nicht, wie er diesen Mann einordnen sollte.

»Josef!«, rief indes Egon.

Nichts tat sich.

»Josef!«, schrie Löwenberg nun.

Seltsam, dachte Johann, dass der Mann überhaupt nicht wusste, wo seine Kinder sich aufhielten. Er selbst hätte sich eine andere Beziehung zu seinem Sohn gewünscht. Dann lachte er sich selbst aus. Schon wieder hatte er viel zu viele Gedanken auf einmal! Was brachte es denn, über Kinder nachzudenken? Er hatte nicht vor, welche zu zeugen, denn mühsam genug erschienen ihm die Menschen, mühsam erschien auch er sich selbst, und wie hätte er sich je einem kleinen Wesen zumuten können, das wie ein Schwamm alles aufsaugte, was es umgab?

Plötzlich waren Schritte im Treppenhaus zu hören, schnelle, fast fest gesetzte, gefolgt von zarteren, tapsigeren. Und da tauchte auch schon ein heller Haarschopf im Flur auf und hinter ihm ein kleinerer zweiter.

»Na, ihr beiden?« Egon Löwenberg beugte sich zu Josef herunter, um ihm die Haare kurz zu durchwühlen. Dann tat er dasselbe mit dem kleinen Mädchen, das Josef mit weit ausholenden, aufgeregten Schritten gefolgt war. Claras Tochter!, durchfuhr es Johann, und er merkte, wie sein Herz zu hüpfen begann. Das kleine Mädchen erinnerte an eine Porzellanpuppe. Sie war klein und blond und ihre Wimpern von einer Dichte, die er bis jetzt nur bei Spielzeugpuppen gesehen hatte.

»Du bist also Josefs Schwester«, sagte er und beugte sich ebenfalls ein wenig nieder.

Das Mädchen nickte und senkte den Kopf, sodass sich ein kleines Doppelkinn bildete. Johann lachte. Sie sah zauberhaft aus, fand er.

»Ja«, murrte Josef, »und immer will sie mit mir mitgehen.«

Egon Löwenberg nahm seinen Jungen mit einer harten Geste am Oberarm. »Hüte deine Zunge«, sagte er.

»Das ist bestimmt, weil sie dich sehr lieb hat«, versuchte es Johann freundlich.

»Nein. Sie weiß nur, dass ich stärker bin als sie!«, entgegnete Josef bitter.

Johann zog eine Augenbraue in die Höhe. »Und meinst du nicht, dass du die Verantwortung übernehmen solltest, wenn du schon um einiges stärker bist als sie?«

»Interessant, wie intim Sie mit meinen Kindern reden«, sagte Egon.

Johann stand rasch auf und nahm Respektabstand. »Verzeihen Sie. Ich wollte Ihnen nicht zu nahe treten. Ich –«

»Zeigst du mir jetzt das Schwert?«, rief Josef aus, der Johann nachsprang und ihn fest am Ärmel packte und zerrte.

»Josef!« Mit scharfer Geste zog Egon Löwenberg seinen Sohn zurück. »Spricht man so mit Fremden?«

Johann schüttelte den Kopf. »Es ist in Ordnung. Ich entschuldige mich. Ich –«

»Nein, ich entschuldige *mich*!«, unterbrach ihn Egon Löwenberg und sah ihn mit durchdringendem Blick an. »Der Tag war anstrengend. Ich bin überspannt. Gern können Sie meinen Sohn auf einen kurzen Ausflug zu sich mitnehmen.«

»Es wäre mir eine Freude, Sie würden uns begleiten«, sagte Johann, bemüht herzlich.

Doch Löwenberg winkte ab. »Meine Arbeit hat lange gedauert. Ich werde mich einstweilen um Mariechen kümmern. Nicht wahr?« Er legte die Hand auf den Hinterkopf des kleinen Mädchens.

Johann nickte. »Also, bist du bereit, Josef?«, fragte er.

»Ja!«, rief der Knabe und schlüpfte rasch in seine Strickweste, die Löwenberg soeben vom Kleiderständer genommen hatte und ihm geöffnet darbot.

»Dann auf!«, rief Johann und gab sich Mühe, vergnügt zu klingen. Doch in seinem Bauch breitete sich ein seltsames Gefühl aus. War es Wut? War es Enttäuschung? Er hatte sich Claras Mann anders vorgestellt. Dieser Löwenberg machte es ihm allerdings nicht so schwer, ihn unsympathisch zu finden. Und das wiederum beruhigte aus irgendeinem Grund sein schlechtes Gewissen. Gleichzeitig aber beunruhigte es einen anderen Teil in ihm. Den Teil, der Clara einen sanften Mann gewünscht hätte. Mit sich selbst im inneren Streit verließ Johann, gefolgt von einem aufgeregten Knaben, der nach seiner Hand griff, die Villa.

Früher

Erinnere dich, Clara: Du liebst Fleisch. Einmal bittest du die Mutter um eine Wurstsemmel, doch sie sagt nur: »Fass dir an den Hintern, da ist Wurst genug!«

Das ist die Zeit, in der du begreifst, dass ihr arm seid – und Fleisch wertvoll. Und mit einem Mal ist Fleisch das einzig Gute in deinem Dasein. Neben dem Großvater freilich. Er ist der einzige Lichtblick in diesen Tagen.

Dennoch bleibt er fern: Luft wabert um ihn herum, die keiner zu durchdringen vermag. Ja, Clara, da kannst du noch so viel rufen! Sosehr du den Großvater liebst: Fremd ist er dir bereits früh. Fremd, wie du selbst dir bist. Wer ist er?, fragst du dich manchmal, wenn er neben dir schläft. Du siehst ihn oft lange an in diesen Nächten, weiß schimmern und flackern im Schlaf seine Lider, und er scheint nicht real, scheint ein Gespenst zu sein. Du möchtest nach seiner Hand greifen, doch du liegst reglos da. Kannst dich nicht bewegen. Um dich herum ist dann wieder alles rot und bedrohlich. Dann sagst du immer wieder die Worte, die dir einen Rest von Sicherheit geben sollen: »Ich bin Clara!«

11

Josef stolperte gebannt hinter dem Mann mit den sanften Augen her und folgte ihm in eine Villa, die noch geräumiger und heller war als die ihre.

»Großartig«, entfuhr es ihm, während Johann ihn an alten Gemälden, die idyllische Landschaften mit Brunnen und Pferden zeigten, vorbei in ein Wohnzimmer führte.

»Gefällt es dir?«, fragte Johann lachend.

»Ja«, nickte Josef.

Warum die Erwachsenen nur immer über ihn lachten, wunderte er sich jedoch insgeheim. Immer behandelten sie ihn so, als täte er alles noch eine Spur freundlicher, aber auch irgendwie harmloser als sie, dabei tat er doch nichts anderes, als zu versuchen, ihr Verhalten nachzuahmen! Aber es würde ihm schon noch gelingen, dass man ihn ernst nahm, dachte Josef erbost und ballte die Hand, die er in der Tasche seiner schnürlsamtenen Hose versteckt hielt, zu einer Faust.

»Darf ich vorstellen«, sagte Johann fröhlich, während sie das Zimmer betraten, »das ist meine Mutter Frau Maria Glücksstein.«

Josef musterte die alte Frau, deren Haar wie eine Art Turm hell und weißlich vom Kopf abstand. Er musste an eine Muschel denken, denn das Haar war schraubenartig hochgewunden und zu einem Knoten geschlossen, und grinste. Das war also Johanns Mutter, dachte er und fand, dass seine eigene viel schöner war.

»Oh, hoher Besuch!«, sagte Maria Glücksstein.

Sie saß auf einem Sofa und war in eine Stickerei versunken gewesen. Nun lächelte sie Josef, der sich ihr näherte, freundlich an.

»Du musst also Josef sein!«, rief sie.

Josef hielt es für das Beste, zum Wesentlichen überzugehen.

Er hatte das Schwert am Ende des Raumes an einer Wand entdeckt. Es hing da, groß und in einer braunen Scheide, der Griff monumental und mit Gold verziert.

»Ja, das ist es«, meinte Johann, der seinen Blick offenbar gesehen hatte.

»Ja«, entfuhr es Josef, und er nickte.

Mit stolzen Schritten ging Johann zur Wand, während Josef ehrfurchtsvoll ein wenig Abstand hielt. Dann nahm Johann das große stählerne Ding herab.

Josef brachte keinen Laut heraus. Johann indes zog das Schwert aus der Scheide und hielt es ins Sonnenlicht. Die Klinge blinkte scharf. Das Schwert war so groß wie er selbst!, dachte Josef beeindruckt. Er traute sich nicht, Johann zu fragen, ob er es denn halten dürfe. Eines Tages aber, schwor er sich, würde er das tun.

»Wem hat das Schwert gehört?«, wollte er ehrfurchtsvoll wissen.

»Meinem Mann«, kam es sanft vom Sofa.

Johanns Züge wurden mit einem Mal wehmütig, und er blickte stumm ins Leere. Josef begriff, dass da etwas Trauriges passiert sein musste mit diesem Mann, also mit Johanns Vater.

Johann steckte das Schwert zurück in die Scheide und hängte es wieder an die Wand.

»Und, wo ist der jetzt? Dein Mann«, fragte Josef, während er, Johann nicht aus den Augen lassend, auf das Sofa zuging, auf dem die alte Frau saß. Frau Glückssteins Blick wurde gläsern und verlor sich in der Ferne. Sie hatte zerknitterte Wangenberge, und ihr Hals wirkte alt und unordentlich. Ihr Mund war von tiefen, traurigen Linien umgeben. Noch einmal schaute er zurück zum Schwert. Nun wusste er ja, wo es war, und er würde wiederkommen. Ja: Wenn er mutiger und stärker geworden war, würde er wiederkommen und sich das Schwert holen!

»Er ist gestorben«, erklärte Frau Glückstein auf seine Frage hin.

Er nickte. »Meine Oma ist auch gestorben«, sagte er.

»Ja?«

Josef sprang in die Höhe und setzte sich neugierig neben die alte Frau auf das Sofa.

Johann schwieg, lächelte und sah die beiden an.

»Ja. Aber sie war nicht so gut.«

»Wieso das denn?«, fragte Johann, und seine Stimme klang etwas besorgt.

»Sie war eine Hexe.«

Mit gespielt entsetztem Blick riss Johann die Augen auf. »Was?«, rief er.

»Aber ja«, nickte Josef. Es war doch die Wahrheit. Warum stellten die Erwachsenen sich nur immer so an, wenn man ihnen die Wahrheit berichtete?

»So was sagt man doch nicht über seine Großmutter!«, entfuhr es Frau Glücksstein in maßregelndem Ton.

»Aber –«

Die alte Frau fiel ihm ins Wort: »Nein, wirklich, das tut man nicht.«

Johann ging rasch zum Sofa und setzte sich zu den beiden. »Mutter, bitte. Lass Josef doch antworten. Wer weiß, was er zu erzählen hat.«

Seltsam, dachte indes Josef, was ging nur immer in den Erwachsenen vor, dass sie einfach nicht zuhören konnten? Er schwieg.

»Na, komm schon«, drängte Johann ihn und klopfte ihm bemüht freundschaftlich auf die Schulter, doch da war es Josef bereits zu dumm geworden. Er presste die Lippen aufeinander. Was hätte er denn sagen sollen? Dass die Mutter manchmal geweint hatte, nachts, wenn die Großmutter sie besucht hatte? Dass ihre Stimme streng war, ihre Sprache scharf und dass ihre Hand gern zuschlug, wenn er sich nicht artig verhielt? Nur Mariechen, die hätte die Großmutter nie geschlagen. Die hatte sie über alles geliebt. Aber Josef hatte sich wegen der Schläge gerächt und dafür keine einzige Träne vergossen, als die Großmutter gestorben war. Nein. Endlich, hatte er gedacht, würde seine Mutter ihm allein gehören.

»Meine Mutter hat meinen Vater sehr geliebt, weißt du«, sagte Johann in diesem Moment in die Stille hinein.

»Ach, Johann. Lass doch …«, winkte die alte Frau ab und senkte den Blick.

Josef sah zu Boden. Dass die Erwachsenen viel über Liebe sprachen, vor allem wenn es um den Tod ging, war ihm keineswegs entgangen. Er selbst jedoch begriff nicht ganz, was es genau damit auf sich haben sollte. Sein Vater meinte, er liebe seine Mutter, doch er war meist kalt zu ihr. Seine Mutter meinte, sie liebe ihn, doch wenn es darum ging, ob sie lieber mit ihm und Teddy spielte oder ein neues Kleid kaufen ging, war das Kleid ihre erste Wahl. Josef seufzte. Ganz leuchtete ihm das alles nicht ein.

»Und, hat dir das Schwert gefallen?«, fragte Johann versöhnlich und knuffte ihn in die Seite.

»Ja«, sagte er.

»Das freut mich.«

Für einen Moment war es still.

»Darf ich es mal halten, irgendwann?«, fragte er schließlich zögerlich.

»Aber sicher!« Johann legte leicht eine Hand um Josefs Hinterkopf und lächelte ihn an.

»Danke«, sagte Josef.

»Vielleicht«, sagte Johann, »zeigen wir es ja auch einmal deiner Mutter.«

Josef betrachtete ihn und sah, dass Johanns Augen einen seltsamen Glanz bekamen. Alle, wusste er, liebten seine Mutter. Aber wen wunderte das? Schließlich war die Mutter, die Johann bei sich daheim hatte, nicht besonders ansehnlich. Sie erinnerte ein wenig an ein altes Reptil, eines von der Sorte, die er mit Mama einmal im Zoo gesehen hatte.

»Und«, fügte er hinzu, um heldenhaft zu klingen, »vielleicht auch Mariechen?«

Frau Glücksstein lächelte. »Ist Mariechen deine Schwester?«, fragte sie und bemühte sich, interessiert zu klingen, doch Josef merkte an dem Unterton ihrer Stimme, dass sie längst an etwas ganz anderes denken musste.

Dennoch nickte er. »Ja, Mariechen ist meine Schwester.«

Für einen Moment schwiegen sie alle.

»Hast du auch eine Schwester?«, fragte Josef dann Johann, der mit verträumten, traurigen Augen ins Leere blickte.

»Nein.« Johann schüttelte den Kopf.

»Und eine Frau?«

»Auch nicht.«

Josef schwieg und nickte.

»Aber ein Schwert«, sagte er dann und griff nach der großen hellen Hand Johanns.

»Das ist richtig«, sagte Johann und legte vorsichtig seinen Arm um Josef.

Früher

Zumindest der Großvater wahrt den Schein in den nächsten Jahren, und er ist die einzige Rettung gegen den mächtigen, reichen Mann. Wie stattlich seine Gestalt ist!, denkst du. Und du begreifst: Bloß die Hässlichen, Bleichen, die sind nicht beliebt. So bemühst du dich, schön zu werden und zu wachsen. Und dann will der mächtige Mann auch manchmal, dass du dich vor ihm ausziehst. Seine Hände greifen nach dir; die Mutter scheint es zu wollen. Du bemühst dich, schön zu sein, bemühst dich, ihm zu gefallen. Doch es wird alles rot und fremd, und was bleibt, ist nichts als ein Loch, nichts als Schrecken, auch danach, beim Abendessen, als du isst und schluckst wie verrückt, wie um die Angst hinunterzuschlucken, die durch die Berührungen des mächtigen Mannes entstanden ist.

»Schluck nicht so schnell!«, sagt die Mutter, und ein Hieb trifft dich auf der Wange.

Du erinnerst dich: In diesen Tagen, in denen der reiche Mann euch immer wieder aufsucht, ist Schlagen die einzige Zuwendung der Mutter.

Das ist ihre Art, Nähe zu zeigen. Erinnere dich: Ihre zerrenden Finger, wie sie an deinen Strähnen reißen, wenn sich das Haar vor den besonderen Treffen nicht kämmen lässt! Dazu schimpft die Mutter: »So struppig« und: »Dieses böse Filzhaar!« Du aber, Clara, bist fügsam. Ja: Du bemühst dich. Denn eines Tages willst auch du mächtig, reich und stattlich sein. Einstweilen aber spielst du weiterhin mit dem Nachbarsjungen und lässt dir Märchen erzählen. So verstreicht die Zeit.

12

»Und, wie war euer Tag?«, fragte Clara, als sie Josef und Mariechen zu Bett brachte.

»Ich hab ein Schwert gesehen!«, rief Josef, und ihr fiel auf, dass seine Augen vor Begeisterung glänzten.

»Tatsächlich?«, sagte sie.

»Ja!«

Schade, dachte sie bei sich, dass sie Johann nicht selbst begegnet war. Ob Egon wohl freundlich zu ihm gewesen war? Zugegeben: Der Nachbar mit den gütigen braunen Bärenaugen war ihr nicht unsympathisch gewesen. Hoffentlich hatte ihr Gatte ihn auch gut behandelt, als er gekommen war, um Josef zu holen. Seit dem Zwischenfall mit dem wahnsinnigen Studenten war er gegenüber allen männlichen Wesen, die versuchten, ihr entgegenzukommen, skeptisch.

Sie setzte sich ans Bett, während sie Josef das helle Haar aus der Stirn strich. »Und? War es so, wie du es dir vorgestellt hast?«

Josef überlegte.

»Es war größer«, sagte er dann.

»Wie groß denn?«, wollte Clara wissen.

Er legte seine Hand auf ihre und dachte nach. Clara betrachtete ihn liebevoll. Wie warm doch so eine Kinderhand war. Warm und erdig. Sie strich über Josefs kleine Finger, strich über die Fingernägel, die sie jede Woche schnitt und die ihr so vertraut geworden waren.

»Fast so groß wie ich«, sagte Josef schließlich.

Clara lachte. »Ja, das ist die normale Größe von Schwertern.«

»Na und?«, entgegnete Josef. »Ich bin stark, auch wenn ich klein bin.«

Clara merkte, dass seine Stimme einen aggressiven Unterton angenommen hatte.

»Aber ja!«, sagte sie und näherte sich seinem Ohr. »Du bist der stärkste Bär der Welt.«

Josef nickte. »Ich werde dich beschützen!«, rief er aus. »Vor allen Männern.«

»Bestimmt.«

»Auch vor diesem komischen Studenten!«

Clara hielt inne. Was wusste Josef von dem Zwischenfall? War er am Ende besorgt um sie?

»Aber ja«, versuchte sie einen fröhlichen, unbedarften Tonfall zu mimen. »Aber mach dir keine Sorgen. Wir brauchen gar niemanden, der uns beschützt.«

»Doch«, flüsterte Josef da, und eine Sorgenfalte schob sich zwischen seine Augenbrauen.

Clara strich ihm über die Stirn. »Aber nein, wie kommst du nur auf die Idee?«

»Ich weiß nicht.«

»Wir sind hier sicher«, sagte sie und merkte, wie ihre Stimme kippte.

Mariechen hatte indes im Nebenbett leise zu schnarchen begonnen.

»Glaubst du wirklich?«, fragte Josef mit zweifelndem Unterton.

»Natürlich. Warum denn auch nicht?«, fragte Clara und merkte, wie es in ihr zu zittern begann.

»Ich weiß nicht. Manchmal träume ich nachts«, sagte Josef. »Und dann ist alles so komisch.«

»Wie, komisch?« Clara strich ihm übers Haar und bemühte sich, ruhig zu atmen.

»Ich weiß auch nicht«, wich Josef aus und blickte mit leeren Augen zum Fenster. »Irgendwie – rot.«

Clara schauderte. Rot! Woher konnte das kommen? Die Bilder in ihrem Kopf rollten wieder heran, wurden intensiver, dichter, begannen, über sie herzufallen: Feuer, Rot, Blut. Sie schloss die Augen.

Aufhören, sagte sie sich. Halt.

»Mach dir keine Sorgen«, sagte sie dann mit einem Mal bemüht kühl.

»Mama?«, rief es da aus der anderen Ecke des Zimmers.

Mariechen war aufgewacht!

»Ja«, flüsterte Clara, während sie aufstand und das Fenster schloss.

»Mama, Fläschchen«, brummelte Mariechen.

»Freilich«, sagte Clara.

Sie ging leise zu ihrer Tochter und nahm das Fläschchen auf, das auf den Holzboden gefallen war. Mit leicht bebenden Händen gab sie es ihrer Tochter zurück. Dann begann sie, leise zu singen.

»Kiwitt, kiwitt«, sang sie und strich sanft über Mariechens Hinterkopf. Diese lächelte, und sofort fielen ihr wieder die Augen zu. Clara dachte, wie klein so ein Kinderkopf doch war. Und wie winzig die Hände. Eben noch hatte es Mariechen gar nicht gegeben, und nun lag sie hier in ihrem Bett, dachte und fühlte und – rot.

Wieder riss das fremde Bild sie aus der Gegenwart. Clara brauchte einige Minuten, um sich zu sammeln. Dann löschte sie rasch das Licht. Josef sollte ihr Gesicht so nicht sehen. Heute nicht und überhaupt niemals. Sie lauschte in das dunkle, von Kinderatem erfüllte Zimmer hinein.

»Gute Nacht«, wisperte sie schließlich, bevor sie die Tür anlehnte.

Natürlich war Josef noch wach.

»Gute Nacht«, wisperte er zurück.

Früher

Sonntags geht ihr oft spazieren, seit der mächtige Mann euer Leben betreten hat. Ihr bewegt euch zunächst entlang der Ringstraße. Da siehst du das erste Mal eine Straßenbahn. Wie laut sie ist! Und woher dieses Rauschen wohl kommt? Du zuckst zusammen, als du es hörst. Ja, Clara: Du erzitterst bei dem Klang.

»Angsthase!«, lacht der mächtige Mann dich aus. Dann setzt das Getöne wieder aus, verstummt für einen Moment. Es ist ein Moment größter Spannung, ein Zittern liegt in der Luft. Die Welt blitzt. Sie blendet. Die Fremdheit der Dinge kennt mit einem Mal kein Ende. Und wenn ihr daheim seid, wieder die Hände des mächtigen Mannes, die dich abtasten, sodass du nur würgen kannst. »Kiwitt!«, singt es da in deinem Kopf. Ganz laut wird die rote Farbe. Und deine Angst ist namenlos.

13

Egon ging durch den Wald und dachte nach. Er hatte alles gut vorbereitet und im Grunde auch bis jetzt nicht an seiner Entscheidung gezweifelt. Das Laub raschelte unter seinen Schritten, hell und freundlich schimmerte das Licht durch die Kronen der Bäume. Es roch nach Frühling, nach Leben und Freude. Egon setzte sich auf einen Baumstumpf und legte seinen Rucksack neben sich ab. Er dachte daran, dass er mit Mariechen und Josef immer gern Spiele auf Baumstümpfen spielte: Die Kinder liefen auf die Stümpfe zu, stellten sich keck darauf und riefen laut: »Statue!« Daraufhin erstarrten sie in der Position, in der sie sich befanden. Und keine Macht der Welt konnte sie wieder aus ihrer Haltung befreien, es sei denn, Egon küsste sie auf die Stirn.

»Ihr seid mir Schelme!«, sagte Clara dann immer, die in Wäldern hauptsächlich Angst um ihre schönen Kleider hatte. Egon lächelte bei dem Gedanken und legte den Kopf in den Nacken, während er die Strukturen des Blätterdachs über sich betrachtete. Auf einmal aber merkte er, wie Angst und Zweifel in ihm hochkrochen. Er war sich seines Entschlusses doch sicher gewesen!, dachte er, während er gedankenverloren einem kleinen Vogel nachsah, der von einem Ast zum nächsten flatterte. Aber Egon spürte, wie er zu zweifeln begann. Das Holzhaus stand nicht weit weg von dem Stumpf, und der Gedanke daran machte ihn jetzt doch bang.

Er überlegte. Eigentlich hatte er es gleich tun wollen, aber etwas in ihm zögerte nun. Ach, Tee kochen, dachte er da. Das half doch immer am besten, wenn man nicht wusste, was der nächste Schritt sein sollte. Ja, so hieß es doch auch: Abwarten und Tee trinken! Oder eher Kaffee, wie der Wiener es tat. Egon ertappte sich bei einem leisen Lächeln. Er stand auf und ging in Richtung des Hauses. Seine Finger zitterten seltsamerweise ein wenig, als er diesmal die Tür öffnete. Er merkte, wie er jeden Schritt bewusst setzte, als wäre der Boden aus Glas oder Eis und könnte jeden Moment unter ihm wegbrechen. Komisch, wie wenig er sich seiner eigenen Glieder im Alltag bis jetzt bewusst gewesen war. Er legte den Rucksack neben dem Fußabstreifer ab und ging auf den alten Ofen zu, in dem sich noch Holz befand. Tastete nach den Streichhölzern, die auf der Anrichte daneben lagen, bückte sich und entzündete eines.

Dann blickte er lange ins Feuer, in die züngelnden Flammen, die miteinander tanzten. Fast sah es so aus, als würden Leiber Liebe machen, dachte Egon. Sofort erschien wieder Claras Gestalt vor seinem inneren Auge, diesmal nackt. Hell und weich war sie, mit einer Haut aus Wachs, und ihr Stöhnen sang, tönte, wenn sie unter ihm lag. Egon liebte es, mit Clara Liebe zu machen.

»Mein Engel«, sagte er dann immer und blickte auf ihr Gesicht herab, das sie beim Liebesakt stets verschlossen hielt. Das Feuer knisterte, nun begann es wärmer zu werden, und Egon streckte die Hände aus. Mit einem Mal aber stockte er. Was hatte er nur vorgehabt? Ach ja, er hatte Kaffee kochen wollen. Doch plötzlich stand ihm der Sinn gar nicht mehr nach Kaffee. Nein, dachte Egon, es war doch besser, es gleich zu tun. Er schloss die Kamintür, ohne aus der Jacke zu schlüpfen, und schulterte wieder seinen Rucksack. Ja, er würde es tun! Aber wo?, fragte er sich, während er die Tür des Häuschens anlehnte und durch das Laub zurück zu dem Baumstumpf ging. Ach, wie lächerlich, dachte er dann. Natürlich da, wo er immer Holz hackte! Er kannte sich selbst gar nicht so verwirrt. Für gewöhnlich war er doch geordnet und rational. Doch jetzt fühlte er sich kopflos.

Es lag an Clara, dachte Egon, während er zu der Stelle ging, an der er normalerweise das Holz bearbeitete. Es lag nur an ihr. Sie machte ihn einfach wahnsinnig. Seltsam, und das nach über acht Jahren. Nie hätte er gedacht, dass ihm, der doch so ein erklärter Realist war, so eine Liebe passieren würde! So, aber nun ein Schritt nach dem anderen. Er kniete sich nieder, legte den Rucksack ab und öffnete den Riemen.

Die Klinge der Axt blitzte auf im Sonnenlicht, auch wenn er wusste, dass sie recht stumpf war. Ein altes Gerät, das schon viele Hölzer gespalten hatte. Er nahm sie in die Hand und dachte nach. Wie schwer sie wohl war? Ach, genug jetzt, mahnte er sich, es war Zeit, auf den Punkt zu kommen.

Er schloss noch einmal kurz die Augen und fixierte ein Gesicht vor seinem inneren Blick.

Clara, dachte er. Clara.

Er sah ihre engelsgleiche Gestalt in dem weißen, im Wind leicht um ihre Beine wehenden Kleid, sah das reizende Antlitz, ihre Kulleraugen, ihre kleinen Ohren, in denen Perlenohrringe steckten. Wie oft hatte er diese Ohren geküsst? Egon kniff die Augen zu und hob die Axt. Dann ließ er sie in einer raschen Bewegung niedersausen. Einmal, zweimal, dreimal.

Es dauerte, bis der Schmerz kam.

Früher

Dann aber passiert es: Die Mutter und der mächtige Mann heiraten. Er ist jetzt dein Stiefvater, sagt man dir – und alles ändert sich: Ihr zieht zu ihm in die Villa. Und nicht nur euer Zuhause, nein, auch die Mutter ist mit einem Mal eine andere Frau. Ihre Lippen sehen rosig wie Blumen aus, der Mund ist ein geöffneter glücklicher Kelch. Wie ihr Blick leuchtet, als der Mann sie mit seinen behandschuhten Fingern an der Hand fasst! Du begreifst nicht. Wie hässlich er ist, wie hart und brutal seine Hände, wenn du dich vor ihm ausziehen musst. Warum nur liebt die Mutter es so? Der Stiefvater kommt dir abstoßend vor, und seine Stimme kräht. In den Augen der Mutter aber geht die Sonne auf, wenn sie ihn betrachtet. Nie hat sie dich so angesehen, Clara! Am liebsten würdest du gehen, dieses große neue Haus verlassen, das so fremd ist, alles das gar nicht mit ansehen müssen, oder?

Aber du bist wie festgezurrt, da auf dem gepolsterten Stuhl unter den kristallenen Lüstern. Du starrst die beiden an, weißt nicht weiter. Das ist schlimmer als die Angst vor der roten Farbe, begreifst du da: Das ist das Ausgeschlossensein von allem. Das ist die Einsamkeit. Die Mutter ist dir abhandengekommen. Damals beginnst du, dir diese eine wichtige Frage zu stellen: Wer bin ich?

»Ich bin Clara«, murmelst du an dem Tisch in der riesigen fremden Villa, doch du kannst dich selbst kaum hören. Laut ist die Welt plötzlich, innen und außen. Ein Rumoren macht sich in deinem Bauch breit. Du kannst die Augen einfach nicht abwenden von deiner nun so glücklichen Mutter und dem Stiefvater, diesem hohen Herrn, dessen fettes Kinn labbert. Dir graust. Wie kommt dieser Mann nur dazu, sich zwischen euch zu drängen? Auf einmal ist da ein großer Schmerz im Bauch, der sich in Wut verwandelt. Die Welt ist wieder wund und rot, du fühlst dich wie in eine Ecke gedrängt. Ja, Clara: Der Stiefvater macht dich zu einem Kind in der Ecke. Du bist ausgesperrt, bist in einer Welt hinter Mauern. Und jetzt jagt dich dieses Märchen, nachts, und hat ein rotes Kleid an. Immerzu singt es: »Kiwitt! Kiwitt!« Erinnere dich, Clara: Namenlos ist die Angst.

Zweiter Teil

Verzweiflung

1

Johann schritt durch das Laub und sah zu Boden. Die Mutter hatte ihm geraten, er solle doch einmal einen Spaziergang im angrenzenden Wald machen, etwas frische Luft täte ihm nicht schlecht. Johann musste zugeben, dass sie recht hatte.

»Immer diese vielen Bücher«, hatte sie gesagt, »du siehst schon ganz anämisch aus.«

Seit Clara gegenüber eingezogen war, hörte Johann wieder mehr auf seine Mutter. Er hatte plötzlich Lust, hinauszugehen, den Wind im Haar zu spüren, den beginnenden Frühling zu riechen. Es war, als hätten die helle Frau und ihre beiden schönen Kinder eine neue Kraft in ihm entfacht, als hätten sie ihn wieder für das Außen und die Welt geöffnet.

Verträumt schritt er voran, begann sogar ein wenig zu tänzeln. Auf einmal aber horchte er auf. Was war das? Es schien, als würde jemand Schreie von sich geben. Johann hielt inne und drehte den Kopf zur Seite.

War es sein grüblerisches Gemüt, das ihm jetzt schon einen Streich spielte? Unsicher sah er sich um, lauschte, den Kopf in die Richtung geneigt, aus der der Laut gekommen zu sein schien. Ein Käuzchen fiepte, ein Windstoß fuhr durch die Bäume. Sonst nichts. Johann wollte schon lächelnd den Kopf schütteln, als er es wieder vernahm, diesmal deutlicher, und es kam von der rechten Seite des Waldes her, da, wo das alte Holzhäuschen stand, das den Besitzern der Villa gegenüber gehörte:

»Hilfe!«

Ganz klar. Eine Stimme, eine männliche. Johann zog den Hut etwas tiefer in die Stirn, drehte sich nach Westen, in die Richtung, in der er den Schreienden vermutete, und setzte sich in Bewegung. Zuerst zögerlich, doch dann immer zügiger, denn die Schreie wurden dringlicher, lauter. Johann hastete über das Laub, das unter seinem Schritt raschelte. Dann hielt er abermals inne. Die Schreie waren verstummt.

»Hallo?«, rief Johann.

Nichts. Fast panisch drehte er sich um die eigene Achse. Hatte er sich getäuscht? War er schon völlig überarbeitet?

»Hallo?«, wiederholte er.

Da ertönte es erneut.

»Ja, Hilfe. Hier.«

Johann trabte los, rannte, rannte immer schneller. Eilte der Stimme entgegen, so rasch er konnte. Schließlich hatte er den Hohlweg erreicht, der zum alten Holzhaus führte.

»Ich komme!«, rief er.

Zügig näherte er sich dem Häuschen und sah sich um. Und dann sah er ihn, von Weitem: den Fleck, der in sich selbst hinein zusammengerollt am Boden lag. Johann lief, er kam näher und näher, und mit Schaudern erkannte er, dass es sich bei dem Fleck um einen Mann handeln musste. Und daneben lag, abgetrennt von dem restlichen Körper – Johann wagte kaum seinen Augen zu trauen –, das Bein dieses Mannes! Und während er näher kam, meinte Johann auch zu begreifen, wer dieser Mann war.

»Herr Löwenberg?«, rief er und ahnte das Schlimmste.

»Ja …!«, kam röchelnd die Antwort.

Nun hatte er den Vorhof des Holzhauses erreicht und beugte sich über die Gestalt. Tatsächlich, es handelte sich um Claras Mann.

»Ich bin es, Johann Glücksstein«, stieß er aus, als er sich keuchend neben ihn setzte.

»Oh«, hauchte Löwenberg, als er nach ihm griff und den seitwärts eingerollten Körper in seine Richtung drehte. Die Mundwinkel zuckten kurz in die Höhe.

Johann starrte ihn an. Dann ließ er seine Augen den Körper hinabstreifen, blickte auf den Stumpf, aus dem in einem fort Blut sprudelte, auf die Hacke daneben, auf das abgetrennte Glied. Er wollte irgendetwas sagen, aber aus seiner Kehle drang kein Ton. Viele Gedanken schossen ihm gleichzeitig durch den Kopf: Clara fiel ihm ein und der Schmerz, den dieser Anblick in ihr auslösen würde. Und parallel dazu, immer wieder, rotierte in ihm eine Frage: Wie konnte das passieren? An so einem sanften, unschuldigen Frühlingstag? Doch gleichzeitig dachte er an seine Mutter und daran, wie seltsam friedlich die Axt im Sonnenlicht aufblinkte.

»Ruhig, ruhig!«, brachte er schließlich hervor, während er mit steifer Hand nach Löwenbergs Kopf griff.

»Ja«, sagte Löwenberg leise.

Johann wusste nicht, was zu tun oder zu sagen war. Er hielt den bebenden Körper fassungslos in seinen Armen. Schweiß stand Löwenberg auf der Stirn. Für einen Moment war da nichts. Nur Leere. Fast so, als wäre sein Herz eingeschlafen. Johann kannte das, diese Momente, wenn die eigenen Füße nicht mehr reagierten. Er starrte einfach nur auf den sich krümmenden Körper, auf das abgehackte Bein, dann wieder auf Löwenberg. Dessen Lippen zuckten, und er verdrehte die Augen leicht nach oben. Er schien etwas sagen zu wollen, rang nach Worten.

»Clara …«, murmelte er.

Das Wort katapultierte Johann in die Gegenwart zurück. Er strich Egon Löwenberg kurz über den Kopf und flüsterte leise: »Ja, Egon. Ja.«

Dann drückte er dessen Hand und eilte auf die Holzhütte zu, stolperte mit zitternden Füßen in den Raum.

Das Feuer brannte noch.

Rasch lief er hinein und suchte nach einem Tuch, mit dem er dem Mann das Bein abbinden konnte. Schließlich wurde er fündig. Er packte einen alten Geschirrfetzen, der an der Anrichte neben dem Ofen lag, und rannte zu Egon zurück. Der Anblick war haarsträubend.

Noch nie hatte Johann so viel Blut gesehen. Gespenstisch schön sah es aus, wenn man die Umstände nicht beachtet hätte. Kleine Rinnsale hatten sich zwischen dem Laub gebildet, dessen Farbe von einem etwas blasseren Rot war. Johann starrte die Blätter an. Mit einem Mal drang die Mittagssonne stechend hell durch die Blätter des Waldes auf den Fleck, an dem Egon lag. Dann band er ihm, so gut er konnte, den Rest des Beines ab. Als er damit fertig war, zögerte er. Doch nur für einen Moment. Dann lief er. Lief los, einen Arzt zu holen.

Früher

Was in den nächsten Jahren folgt, sind die letzten goldenen Augenblicke mit dem Großvater. Ihr geht spazieren in der Lobau, und die Welt ist erfüllt von Sonnenschein. Du betrachtest den Großvater und wie er mit dem Brot umgeht, das er mitgebracht hat. Vorsichtig packt er es aus. So, als behandle er Edelsteine.

»Was der Herrgott einem gibt, muss man schätzen«, sagt der Großvater gern.

Du erinnerst dich, Clara: Es sind eure schönsten Spaziergänge in dieser Zeit, oder? Und weißt du noch, einmal, auf dem Weg, findest du einen Hasen.

»Er ist tot«, sagt der Großvater, und: »Die Jäger haben ihn umgebracht.«

Erinnere dich, Clara: Dir schaudert.

»Darf man denn töten?«, fragst du.

Der Großvater nickt. »Wenn man es isst, dann. Wenn's dem Menschen nützt, ja«, sagt er.

»Und sonst?«, willst du wissen.

»Gewiss nicht«, entgegnet er, scheint dann jedoch kurz zu überlegen. »Und manchmal, wenn's dem Menschen sehr schadet, aber auch«, fügt er hinzu.

Du begreifst: Von Nutzen und Schaden hat der Großvater eine Ahnung. Ja, er ist ein Zauberer, denkst du. Und bewunderst ihn. Der Großvater braucht keinen Arzt. Im Wald pflückt er die Kräutlein, die seine Freunde sind. Erinnere dich, Clara: So sind die wenigen Momente der Seligkeit. So sitzt ihr beiden später am Fluss, lauscht dem Plätschern des Wassers und hängt euren Gedanken nach. So stürzen Wellen über Klippen, zerschäumen, zerstoßen sich an Klüften und wirbeln dann wieder glücklich ineinander. Die Brotkrümchen werden ins Wasser geworfen, dass sie die Oberfläche spicken. Da schießen auch gleich sämtliche Fische empor, schau! Sie alle wollen, sie hasten, nesteln, suchen, schnappen nach den Krumen und sind zufrieden, wenn sie sie erwischt haben. Silbrig glitzern die Weißfische, sind fremde Kristalle im All des Wassers, in dessen All-Einheit. Du liebst die Fische. Manchmal nimmt dich in den Armen des Großvaters auch der Schlaf mit. Dann ist alles gut. Anders, als wenn die rote Farbe kommt.

»Ich habe Angst vor Rot«, sagst du dem Großvater einmal in jenen Tagen. »Vielleicht weil es die Farbe des Blutes ist?«

»Auch Christus hat geblutet«, entgegnet der Großvater da. »Und wenn du nachts Angst hast, wende dich an die Sterne. Die bleiben immer gleich.«

Da staunst du und freust dich, Clara. »Ehrlich?«, fragst du.

»Überall hat's denselben Mond, dieselben Sterne«, bestätigt der Großvater.

»Ja?«

»Ja. Und das immer!«

»Nur wir werden und vergehen?«, überlegst du.

»Ja, Kind. Nur wir. Aber auch das ist nicht schlimm.«

Der Großvater lächelt und sieht sehr alt dabei aus. Er hat ein Gesicht voller Runzeln und Falten. Erinnere dich, Clara: Du denkst, dass du den Großvater lieb hast. Oder?

2

Es läutete. Clara, die in ihrem Schaukelstuhl eingenickt war, schreckte hoch. Wieder hatte sie einen seltsamen Traum gehabt. Einen jener Träume, die sie seit ihrer Kindheit verfolgten. Rot war darin gewesen und das Gefühl, nicht atmen zu können. Vielleicht so, als wäre man Schneewittchen und würde an einem Apfelbissen ersticken. Oder als wäre man ohne Kopf wie der Junge aus dem Märchen vom Machandelbaum, das der Großvater ihr so gern erzählt hatte. Clara wusste selbst nicht, warum ihr das jetzt einfiel. Vielleicht weil sie Mariechen gestern die Geschichte von Schneewittchen vorgelesen hatte? Sie merkte, wie sie langsam ruhiger wurde und leicht zu lächeln begann. Da schrillte die Türglocke erneut.

»Ja!«, rief sie aus.

Sie stand auf, warf einen kurzen Blick in den Spiegel, musterte sich. Ja, alles war in Ordnung. Das Haar umrahmte lockig und leicht ihr Gesicht. Das Kleid sah ordentlich aus, der Traum hatte keine Spuren hinterlassen. Nur ihr Gesicht war von einer recht blassen Farbe. Clara kniff sich in die Wangen, damit wieder Röte in ihre Züge stieg, und mimte kurz ein Lächeln. Ihre Zähne blitzten, ihre Wimpern sahen füllig aus wie die einer Porzellanpuppe. Alles ist gut, dachte Clara und wappnete sich, während sie zur Tür schritt.

Als sie öffnete, war sie für einen Moment erstaunt, dass Johann da war.

»Herr Glücksstein?«

Der junge Mann sah ein wenig bleich aus, und in seinen Augen lag ein Ausdruck der Leere, den sie nicht deuten konnte. Sie begriff.

»Frau Löwenberg …« Johann verstummte.

Clara blickte ihn an. »Ja …?«, sagte sie zögernd.

Johann machte einen Schritt auf sie zu und sah ihr in die

Augen. Wie braun und seltsam tief sie waren, dachte Clara. Es war für einen Moment, als würde sie in einen Brunnen hinabfallen. Ging es Johann ebenso, wenn er in ihre sah?

»Frau Löwenberg.«

Johann senkte den Blick und legte seine Hand auf ihren Oberarm. Seine Finger zitterten. Clara spürte den leichten Druck, schaute wieder in sein Gesicht und sah, wie der Ausdruck nach innen kippte.

»Ich muss Ihnen eine fürchterliche Mitteilung machen.«

Clara biss sich auf die Lippen. »Ja?« Ein fremdes Bild schob sich zwischen sie und Johann.

»Bitte setzen Sie sich«, bat Johann, während er einen Stuhl, der im Hausflur stand, in ihre Richtung schob, und Clara tat mechanisch wie befohlen. Dabei wunderte sie sich über sich selbst. Vertraute sie Johann Glücksstein? Was war es, das ihr das Gefühl gab, bei ihm gut aufgehoben zu sein?

»Clara«, sagte Johann, »Ihr Mann hat eben bei einem Unfall sein linkes Bein verloren.«

Und auf einmal: Da war es wieder. Rot. Eine rote Meereswelle schwappte über Clara und nahm von ihr Besitz. Der Kehlkopf: zugeschnürt. Sie rang nach Atem.

»Wie das?«, fragte sie, nein, fragte ihre Stimme, sie selbst war woanders, sie war Feuer, Blut, sie züngelte rot und rann aus.

»Beim Holzhacken. Ich habe ihn im Wald gefunden … ich …«

Clara sah Johann an und spürte, wie ihre Augen feucht wurden. »Wird er leben? Sagen Sie mir das. Nur das«, sagte sie und bekam Angst vor der plötzlichen Kälte in ihrer eigenen und dennoch so fremden Stimme.

Johann nickte. »Ja«, sagte er, wie um sich selbst Mut zu machen – denn freilich wusste er es nicht.

»Ja?«

»Er ist in Sicherheit. Ich habe den Arzt gerufen. Er befindet sich nun im Krankenhaus.«

Clara bedeckte ihr Gesicht mit den Händen und beugte sich nach vorne. Dann sah sie Johann noch einmal an, hoffte, dass sein Bild das Rot in ihrem Kopf vertreiben würde. Da stand er, dieser junge, sanfte Herr in dem schwarzen Gehrock, und sein Gesicht hatte einen warmen Ausdruck angenommen.

»Ich danke Ihnen«, sagte sie.

Dann merkte sie noch, wie sie vornüberfiel.

Früher

Erinnere dich, Clara: Die Tage werden hart, obwohl ihr jetzt in der Villa lebt. Denn der Stiefvater hasst dich, und du musst ihm stets gehorchen. Nur der Großvater bleibt deine heimliche Freude. Ihr habt ein paar Stunden, die ihr gemeinsam teilt, abends, wenn er dich zu Bett bringt, während die Mutter mit dem Stiefvater ausgeht. Wie gütig die Falten um seine Augen herum sind! Du platzierst dann immer deinen Kopf auf seinem Bauch, und du liebst es, wie die Bauchdecke sich sanft hebt und senkt. Die ganze Welt scheint zu träumen, wenn er dir mit seinen riesigen Pranken über den Kopf streichelt, Clara, erinnere dich. Gern lässt du es geschehen und träumst so vor dich hin. Ja, und immer noch: Wie phantastisch sind die Geschichten, die der Großvater dir zu erzählen weiß! Einige sind auch schauerlich, aber das ist nicht so schlimm, denn er hält in dieser Zeit immer deine Hand. Ja, Clara, erinnere dich: Diese Abende sind die Schätze deiner Zeit! Alles wird gut werden, denkst du dann. Oder?

3

Als er das Geräusch im Wohnzimmer hörte, wusste Josef, dass etwas passiert sein musste. Sofort erinnerte er sich wieder an die Angst, die ihn neulich im Garten heimgesucht hatte und die nun in allen möglichen Räumen und Gegenständen um ihn herum verborgen zu liegen schien. Nachts kroch sie aus den Ecken und Enden seines Zimmers, sodass der Weg zur Toilette ewig anmutete, der Gang sich in einen gespenstischen Wald verwandelte und aus den Schatten Monster wuchsen. Untertags tarnte sie sich besser, versteckte sich in den Wipfeln der Bäume und dem scheinbar harmlosen Tschilpen der Vögel. Etwas hatte sich angekündigt, und es war nun geschehen, das wusste Josef mit einer Sicherheit, die ihm den Atem abschnürte.

»Hallo?«, rief er.

Stille.

Er versuchte es erneut, diesmal etwas lauter: »Hallo?«

Nichts. Für einen Moment zögerte er. Das Geräusch musste aus dem Wohnzimmer heraus zu ihm gedrungen sein, dachte er, und er war sich nicht sicher, ob es gut war, nach unten zu gehen, oder nicht. Da erwachte Mariechen und begann zu nörgeln.

»Mama«, rief sie, »Mama.«

Normalerweise hätte Josef die Augen verdreht, aber da verstand er Mariechen, denn es ging ihm nicht anders. Am liebsten hätte er ganz laut und bitterlich geweint und verzweifelt nach der Mutter gerufen. Doch das konnte er nicht, denn es brachte nichts, wenn auch er jetzt schwach war. Sosehr ihm Mariechen sonst zur Last fiel, so unumgänglich war es in dieser Situation, sie zu schützen. Josef schob seine Holzautos zur Seite, mit denen er eben noch gespielt hatte, und ging zu dem Ohrensessel, in dem Mariechen mit der Porzellanpuppe im Arm eingenickt war.

»Es ist alles in Ordnung«, wisperte er und strich über ihren dünnen hellblonden Haarflaum, der ihn ein bisschen an ein Küken erinnerte.

»Mama«, wimmerte Mariechen, doch die Stimme war schon etwas leiser und sanfter geworden.

»Schlaf wieder ein«, flüsterte Josef. »Ich geh sie holen, ja?«

Mariechen sah ihn aus großen blauen Kulleraugen an. Wahrscheinlich hätte sie alles getan, was er von ihr verlangte. Sie presste die Lippen zusammen und nickte mit einem immer noch leicht weinerlichen Ausdruck.

»Bis gleich!«

Josef nahm allen Mut zusammen und verließ das Kinderzimmer. Die Wendeltreppe knarrte unter seinen Schritten, während er langsam hinab ins Wohnzimmer ging. Es war ein friedlicher Nachmittag, das Licht fiel sanft und honiggelb auf die Holztreppen, aber dieser Friede, wusste Josef, war heimtückisch. Man musste immer auf der Hut sein, so viel hatte er in seinen jungen Jahren bereits gelernt. Schade, dass er noch kein eigenes Schwert besaß! Josef atmete noch einmal tief und fest ein und aus, bevor er um die Ecke bog und beinahe in derselben Bewegung erstarrte.

»Mama!«

Der Ruf war einfach so aus ihm herausgekommen. Seine Mutter lag, die Beine in einer seltsamen Stellung von sich gespreizt, auf dem alten persischen Teppich im Wohnzimmer. Sie hatte das Gesicht zur Seite gedreht, und Speichel tropfte aus ihrem Mund. Das Schlimmste jedoch waren ihre Augen. Josef musste die seinen zukneifen, bevor er sich wieder traute, sie anzusehen. Seine Mutter hatte die Augen weit nach oben verdreht, sodass nur noch das Weiß sichtbar war. Ihn schauderte.

»Josef!«, rief da eine vertraute Stimme, und Josef drehte sich um und erkannte Johann, der gerade aus der Küche kam. Fassungslos starrte er den Mann an.

»Ist schon in Ordnung!«, rief dieser und eilte auf ihn zu, der er sprachlos dastand.

»Ich hab es gewusst«, murmelte Josef.

»Was hast du gesagt?« Johann drückte ihn an seine Brust und strich ihm mit zitternden Händen übers Haar. »Was?«

Josef schwieg. Wie sollte er dem Mann denn erklären, dass er das alles geahnt, vielmehr noch als Gefühl bereits kommen gesehen hatte?

»Mach dir keine Sorgen«, sagte Johann, der sein Schweigen als Entsetzen deutete, und fuhr fort: »Die Rettung wird gleich hier sein.«

Josef schwieg immer noch und begann, mit den Ärmeln seines Hemdes zu spielen, während er seinen Blick wie gelähmt auf die weißen Augen der Mutter gerichtet hielt.

»Weißt du, dein Vater hatte einen Unfall.«

Johann hockte sich auf den Boden und schob sich Josef in die Wahrnehmung, sah ihn lange und eindringlich an.

»Was heißt das?«

»Ihm ist beim Holzhacken etwas passiert«, erklärte Johann umständlich.

»Wie … was …?«, stammelte Josef.

Wieder versuchte er, einen Blick auf das Gesicht der Mutter zu erhaschen, doch Johann hatte sich wie eine Wand zwischen ihn und sie gestellt.

»Er hat sich sein Bein verletzt. Und das hat deine Mutter sehr aufgeregt. Aber es ist alles in Ordnung, die Rettung ist gleich hier, Clara braucht nur ein bisschen Ruhe.«

Josef machte einen Schritt zur Seite, sodass er seine Mutter wieder ansehen konnte. Ihr Körper lag wie tot auf dem Parkettboden, die Stöckelschuhe waren zur Seite gekippt, vielmehr sie wohl aus ihnen, und ihr Gesicht war reglos. Josef schaute sie an und wunderte sich, denn mit einem Mal fühlte er gar nichts mehr. Er konnte nur noch dastehen und ins Leere starren. Es war, als wäre die Zeit eingefroren. Die Angst gab es nicht mehr. Denn es gab kein Gestern und kein Morgen. Alles schien stillzustehen. Und dann begannen die Lider sich zu schließen und der Körper sich zu bewegen.

»Mama«, flüsterte Josef.

In dem Moment erwachte seine Mutter, und Johann erhob sich rasch und eilte auf sie zu.

»Clara!«, rief er.

Langsam setzte sie sich auf und sah Johann an. Eine Schweißspur hatte sich auf ihrer Stirn gebildet. Johann hielt ihr ein Glas Wasser hin, das er aus der Küche geholt haben musste, und fügte hinzu: »Es ist alles in Ordnung. Die Rettung wird bald hier sein. Entspannen Sie sich.«

Da vernahm Josef tapsige Schritte im Rücken. Er drehte sich um und sah Mariechen, die, ihre Porzellanpuppe hinter sich herschleifend, mit bloßen Füßen und aufgelöstem Haar ins Wohnzimmer lief.

»Wo ist Egon?«, fragte seine Mutter, und Josef begriff, dass sie beide hier nichts zu suchen hatten.

Jetzt war es also an ihm, die Schwester zu trösten, dachte er. So wie Johann versucht hatte, ihn zu trösten.

»Ist gut, Mariechen«, sagte Josef und merkte, wie etwas in ihm begann, sich warm und weich anzufühlen. Dann nahm er die samtige Hand der Schwester, die mit einem stumpfen Ausdruck, der nicht zu begreifen schien, auf die Mutter starrte. »Lass uns spielen gehen.«

Früher

Mit der Zeit werden Worte immer mehr zu Hindernissen. Wie die Spitzhacke der Mutter sind sie. Sie verwunden und stechen zu. Oder sie bauen Mauern. Ja: Sie versperren dir jetzt den letzten äußeren Himmel, mehr und mehr. Groß gebaut ist jedoch weiterhin die Mutter. Sie ist die Mitte, um die du kreist. Sie ist der Beginn von allem. Und ähnlich wie im Märchen vom Machandelbaum kommt es dir jetzt so vor, als würde deine Mutter dich schlachten und aufessen wollen. Manchmal schlägt dir die Mutter auch ins Gesicht, wenn du nicht artig bist. Ja: Eine richtige Spielverderberin kann sie sein, doch der Großvater nimmt dich in Schutz und intoniert mit dir wilde Lieder, wieder und wieder. Wienerische. Wie zum Beispiel »O du lieber Augustin«. Erinnere dich: Du liebst dieses Lied, wenn du es gemeinsam mit dem Großvater singst! Doch meist tritt dann die Mutter auf und sagt: »Seid doch leise, ich hab Kopfweh.«

Du bist wütend auf sie, aber gleichzeitig liebst du sie wie verrückt. Warum, verstehst du selbst nicht genau. Vielleicht einfach, weil du aus ihr herausgekommen bist, Clara. Oder?

4

Es dauerte, bis er sich wiederfand. Egon öffnete die Augen, schloss sie wieder. Dämmerlicht drang zu ihm hinein, Bilder schoben sich dazwischen.

»Ich bin es, Egon.«

Eine Stimme, eine Hand, die nach ihm griff, Stille und Wind. Dann: Schwärze.

Der Mann also, dieser Johann Glücksstein von gegenüber, er hatte ihm geholfen. Immer wieder erwachte Egon schweißgebadet und erinnerte sich daran, wenn er sich aufrichtete und auf seinen Körper sah, der in weißen Laken lag. Da, wo früher sein linkes Bein gewesen war, ragte jetzt nur noch ein Stumpf aus seinem Rumpf heraus.

»Guten Morgen, Egon«, flüsterte irgendwann eine vertraute Stimme.

Er öffnete die Augen. Das Licht flackerte seltsam künstlich und grell. Er musste mit den Lidern aufzucken. Schaffte es kaum, den Blick zu öffnen. Doch er hatte sie ohnehin bereits an der Stimme erkannt.

»Clara«, murmelte er, und es durchfuhr ihn ein bitterer Schmerz.

»Ja«, sagte sie sanft und strich ihm über die Wangen, die inzwischen mit Bartstoppeln bedeckt waren. Sie schwieg lange und ließ ihre Hand auf seiner ruhen. Egon erwiderte den Druck nicht und reagierte auch sonst nicht darauf.

»Wir nehmen dich heim«, sagte Clara irgendwann zärtlich, aber bestimmt.

Egon nickte. »Hast du den Wein besorgt?«, fragte er tonlos.

»Ja«, sagte Clara. »Alles wie abgesprochen.«

Wieder nickte Egon. Dann verließ Clara mit klackernden Schritten den Raum. Eine Krankenschwester erschien und bot Egon ihren Arm an. Egon sah ihr nicht ins Gesicht, es war zu jung, zu offenherzig, der Blick zu rein, als dass er ihm hätte standhalten können.

»Sind Sie wohlauf?«, fragte sie in munter-emphatischem Ton.

»Bitte gehen Sie«, entgegnete Egon und kniff die Lippen zu einem Strich zusammen. »Ich möchte mich ankleiden.« Er sah ihr auf die weiße Bluse, unter der sich eine junge Brust wölbte.

»Freilich!«, beeilte sich die Krankenschwester zu antworten.

Egon hielt sich an der weißen Stange fest, die neben dem Krankenhausbett in die Höhe ragte, und ließ seinen Körper auf den Stuhl hinabgleiten. Auf dem Bett lagen bereits, fein säuberlich hergerichtet, seine Kleider. Er griff nach der Hose und schlüpfte hinein. Seltsam sah das aus, denn das eine Hosenbein baumelte lasch und lose zu Boden. Er schloss wieder die Augen. Dann griff er nach seiner Weste und knöpfte sie zu, ohne einen weiteren Blick auf seinen Körper zu riskieren.

Wieder hangelte er sich an der weißen Stange in die Höhe und hievte seinen Körper mit der Anstrengung seiner Oberarmmuskulatur auf den Rollstuhl. Er seufzte.

»Fertig!«, rief er laut aus.

Es sollte barsch klingen, was es auf gewisse Art und Weise auch tat, jedoch kippte seine Stimme, ging ins Leere.

Clara erschien mit blassem Gesicht. Ihr Gang schwebte. Sie begann, den Rollstuhl zu schieben.

»Das wirst du ab jetzt immer machen müssen«, sagte Egon, und es klang wie eine Drohung.

»Natürlich«, sagte Clara, und ihre Stimme war tonlos. So als käme sie von weit her.

Schweigend gingen sie den Gang des Krankenhauses entlang und bis hin zu der wartenden Kraftdroschke. Es war nicht leicht, ihn gemeinsam mit dem Fahrer ins Auto zu heben, doch Clara hatte einen starken Rücken. Egon hing wie ein Säugling an ihr, sie legte ihn auf dem Rücksitz ab, atmete schwer. Währenddessen biss er in ihr Ohr, zart nur, aber doch so, dass es wehtat. Das war Absicht. Doch sie zeigte keine Regung.

Wieder schloss Egon die Augen. Er wollte so wenig wie möglich von diesem Leben, dieser Welt sehen. Alles hatte begonnen ihn anzuöden. Das Licht war zu hell, die Geräusche des Motors zu laut. Langsam dämmerte er in einem Schlaf dahin, das Morphium vielleicht, dachte er, nur halb bei sich.

Clara gab dem Fahrer Anweisungen, dann wandte sie sich um.

»Ich habe Austern besorgt«, sagte sie, »und einen neuen Kristalllüster!«

Egon jedoch schwieg nur.

Als sie am Kiesweg vor der Villa angelangt waren, liefen ihnen schon die beiden Kinder entgegen.

Da konnte Egon aufatmen. Ja: Kaum hatte Clara die Wagentür geöffnet, um ihn in den Rollstuhl zu platzieren, fühlte sich alles ein wenig leichter an. Nun käme er nach Hause, dachte Egon, und wie gut das war, denn er hatte die Sterilität des Krankenhauses satt.

Er klammerte sich mit hartem, fast etwas zu festem Griff an Claras Hals und ließ sich von ihr und dem Fahrer in den Rollstuhl heben. Da fiel sein Blick zur Seite, und erschüttert sah Egon seine beiden Kinder. Mariechen stand mit offenem Mund da. In ihren Augen lag eine stumpfe Verständnislosigkeit, vor der Egon sich für einen Moment ekelte. Wahrscheinlich würde Mariechen genauso eine werden wie die Krankenschwester!, dachte er. Dann glitten seine Augen weiter, und er sah Josef an, der den Unterkiefer vorgeschoben hatte, was ihm ein aggressives Aussehen verlieh. Kurz trafen sich ihre Blicke, und Egon erkannte im Ausdruck seines Sohnes eine abgrundtiefe Verachtung. Warum hast du uns im Stich gelassen?, schienen die blauen, dicht bewimperten Augen sagen zu wollen. Egon senkte die Lider.

»Seht, wen ich euch zurückbringe«, sagte Clara, während

sie ihn im Rollstuhl absetzte, wo er auf seinem Platz hin- und herrutschte.

»Papa«, entfuhr es Mariechen, und sie lief auf ihn zu.

»Sei gegrüßt, kleines Fräulein«, murmelte Egon, doch seine Stimme war weit weg, und er hatte nicht die Kraft, seine Hand auf Mariechens hellen Haarkranz zu legen.

Josef indes schwieg. Während Clara und Mariechen hinter dem Rollstuhl hergingen, starrte er dem Vater mit einer in Falten gelegten Stirne nach.

»Willst du nicht mitkommen?«, rief Clara und streckte ihre Hand aus.

Josef sah sie lange an, dann schüttelte er den Kopf, drehte sich um und lief davon. Mit weit ausholenden Schritten. Egon erkannte, dass er auf das Haus des Nachbarn zulief, der ihn gefunden hatte. Das schien ein guter Mensch zu sein. Und dafür, merkte Egon, hasste er diesen Johann Glücksstein umso mehr. Nun, es würde sich noch zeigen, wer tatsächlich der Gewinner dieses Spiels war, dachte er, während er seine Hand auf die Hand Claras legte, die ihn den Kiesweg entlangschob. Egon drückte. Drückte fester. Jetzt hätte Clara schreien müssen. Doch sie schwieg.

Früher

So verstreichen die Tage. Du, gerade dreizehn Jahre alt, verbringst immer mehr Zeit mit dem Stiefvater und der Mutter in Kaffeehäusern. Wie da die Lüster an der Decke glänzen, wie das Licht sich tausendfach spiegelt!

Schöne Damen wandeln umher, und du denkst, dass du dich freuen solltest, dazuzugehören, doch alles widert dich an, ja: ihr Schmuck, ihr Gebrabbel, das langweilt dich zu Tode! Du bemühst dich dennoch, gute Miene zu machen, denn vor dem Jähzorn der Mutter hast du Angst. Sie kann brüllen wie ein Löwe, wenn du schmutzig bist, sie beschimpft auch in den Kaffeehäusern dein störrisches, aufgebauschtes Haar, das sie dir eben noch gekämmt hat.

Du erinnerst dich: Einmal, beim Spiel unter dem Apfelbaum im Garten, wirft dir der ehemalige Nachbarsjunge, der dich jetzt hin und wieder noch in der Villa besuchen kommt, eine Distel in die Haare, und es dauert ewig, bis die Mutter sie entfernt hat. Du spürst sie noch genau: die Nester auf der Kopfhaut! Die Mutter ist brutal, reißt wie eine Wilde an deinen Strähnen, wieder und wieder. Erst Jahre später, Clara, wirst du begreifen: Es ist ihre Art, Liebe zu zeigen.

5

Als Clara einige Tage später den Brief aus dem Postkasten holte, ahnte sie bereits Übles. Sie wusste selbst nicht, wieso, doch das Leben hatte sie gelehrt, auf ihre Intuition zu hören. Und diese Haltung hatte sich bis jetzt bewährt. Der Brief kam von der Versicherungsanstalt, wie Clara es erwartet hatte. Sie betrachtete ihn einen Moment lang intensiv, bevor sie sich ihren schicken Hut tiefer in die Stirn zog mit dem Beschluss, das Schreiben während eines Spaziergangs zu öffnen.

Sie wollte eben das grüne Gartentor aufsperren, doch da erschien Johann auf der Straße, elegant gekleidet wie immer, einen Zylinder auf das braunhaarige Haupt gedrückt. Am Arm führte er eine ältere Dame mit einem grauen, hoch aufgetürmten Dutt. Seine Mutter wahrscheinlich, dachte Clara. Eine ältere Frau mit roten, lockigen Haaren folgte den beiden, die Arm in Arm den Gehsteig entlanggingen, in einem kleinen Abstand. Irgendwie sah diese Frau aus wie eine Schildkröte, dachte Clara. Sie lächelte und grüßte, indem sie zart die Hand hob.

»Guten Morgen, Frau Löwenberg!«, sagte Johann freundlich und fügte dann mit einer Geste auf die Frau, die neben ihm stand, hinzu: »Darf ich Ihnen meine Mutter vorstellen, Maria Glücksstein?«

Clara lächelte und streckte der alten Dame, die sie aus traurigen braunen Augen ansah, die Hand hin. »Clara Löwenberg. Es freut mich sehr«, sagte sie.

»Mama!«, rief da Josef und lief die Treppen ihrer Villa hinab.

»Was denn, mein Kind?«, fragte Clara ein wenig angestrengt, während sie den Kopf zur Seite drehte.

Josef raste auf sie zu, und sie sah, dass sein Atem schwer ging. Die Augen stierten sie weit aufgerissen an.

»Papa ist gefallen!«, rief Josef und hielt keuchend vor ihr.

»Wie denn – gefallen?« Clara sah ihn fragend an.

Josef schnappte nach Luft. »Ich glaube, er wollte auf die Toilette«, sagte er, und plötzlich begann er zu weinen.

Johann legte Clara, die ihn mit einer Mischung aus Verständnislosigkeit und Entsetzen anstarrte, die Hand auf den Oberarm und nickte bemüht beruhigend.

»Ist schon in Ordnung«, sagte er sanft, »ich gehe hinein und helfe ihm. Er wäre ohnehin zu schwer für Sie. Mutter, Felicitas, warum geht ihr nicht einfach ohne mich spazieren?«

Johann sah die beiden Frauen, mit denen er gekommen war, mit einem zärtlichen, aber bestimmten Blick an, und seine Mutter willigte freundlich ein.

»Ja, da hast du recht, Sohn. Alles Gute, Frau Löwenberg.«

Clara nickte und sah Johann nach, der, ihren kleinen Jungen an der Hand führend, die Treppen ihrer Villa hinaufging und schließlich im Haus verschwand. Seltsam, dachte sie. So ein hilfsbereiter junger Mann war ihr selten begegnet. Aber sie wusste Bescheid. Sie begriff, dass es nicht die Liebe zu ihrem Sohn war, die Johann dazu bewegte, sie zu unterstützen. Auch war es gewiss nicht einfach nur menschliche Haltung. Sie hatte in seine Augen geblickt, und für einen Moment hatte sie Begehren aufflackern sehen. Clara wusste, dass die Männer alle gleich waren. Sie merkte, wie ihr trotz des lauen Frühlingswindes ein wenig kalt wurde. Da fiel ihr wieder der Brief ein, den sie nach wie vor in Händen hielt, fast so, als wäre er ein seltsamer und besonderer Fremdkörper. Clara holte tief Luft und begann zu lesen.

»Sehr geehrter Herr Löwenberg, wir müssen Ihnen mitteilen, dass für den eindeutigen Beweis eines Arbeitsunfalls Indizien fehlen. Leider sind wir nicht in der Lage, für den Schaden, der durch Ihre Verletzung entstanden ist, aufzukommen. Hochachtungsvoll Ihre Beamtenversicherung.«

Clara ließ die Hände sinken und atmete tief ein und aus. Sie schloss die Augen und kniff die Lider fest zu. Wie war das bloß möglich? Die Nachricht trieb ihr die Tränen in die Augen. Vor ihrem Blick verschwamm der herrliche Garten zu einer undefinierbaren wolkigen Soße. Sie merkte, wie ihr übel wurde. Rot, rot wurde es in ihrem Kopf.

Clara schluckte, schluckte wieder. Dann ging sie, die Lippen fest zusammengepresst, zurück ins Haus. Bereits von Weitem vernahm sie Lachen. Erstaunt schloss sie die Tür hinter sich und schlüpfte aus den hochhackigen Schuhen. Mit vorsichtigen Schritten ging sie ins Wohnzimmer, und da sah sie die zwei Männer und den kleinen Josef bei Tisch sitzen. Ein Schachbrett stand auf dem Tisch, Johann und Josef saßen über die weiß-schwarze Quadratur gebeugt da und lächelten einander an, während Egon mit seiner Pfeife im Mund und einem Glas Wein in der Hand am Kamin saß und den beiden zusah.

»Clara!«, rief Egon und grinste schief. »Johann war so nett, mir zur Hand zu gehen.«

»Tatsächlich?« Clara zog eine Augenbraue in die Höhe und schwankte zwischen Dankbarkeit und Skepsis, während sie den jungen Mann mit den gütigen braunen Augen und den weichen Gesichtszügen eindringlich musterte.

»Alles in Ordnung?«, fragte Egon mit einem Seitenblick auf den Brief.

Clara schüttelte den Kopf und merkte, wie ihr wieder zum Heulen war. »Schlechte Nachrichten.«

»Ja?«

Egon nahm die Pfeife aus dem Mund, paffte Rauch aus und musterte sie. »Die Versicherung?«

Clara nickte.

»Sie zahlen nicht«, flüsterte sie, und ihre Stimme bebte.

Mit wackeligen Knien setzte sie sich an den Tisch. Johann hob den Blick vom Schachbrett und sah sie an.

»Was heißt das?«, wollte er wissen.

Clara zuckte mit den Schultern.

»Ich fürchte, du musst dir eine Arbeit suchen«, sagte

Egon gelassen. Dann verschoben sich seine Züge zu einem fast heimtückischen Grinsen. Clara barg das Gesicht in ihren Händen und begann zu weinen.

Früher

Erinnere dich, Clara: So sind fortan eure Tage mit dem Stiefvater. Du wohnst in der Villa, und er berührt dich abends. Die Mutter sieht manchmal dabei zu, und du bemühst dich, gegen die rote Farbe anzukämpfen, die in dir aufsteigt. Immerhin aber: Jetzt gibt es genug Fleisch, und du lernst ein ganz anderes Wien kennen. Du darfst einmal sogar mit dem Fiaker fahren. Der Wagen des Fiakers ist schwerfällig, der Schnauzbart des Kutschers und das Schnauben der Pferde imponieren jedes Mal von Neuem. Ihr steigt ein, und die Lustreise beginnt. Zunächst geht es durch die Gassen der Josefstadt und schon bald weiter nach Pötzleinsdorf, wo die Gegend ländlicher wird. Lagerschuppen und Remisen kann man hier sehen, dann bricht der Weg auf. Erinnere dich: Ihr blickt hinaus in die Landschaft. Jede Kante scheint scharf ausgeschnitten im hellen Sonnenlicht. Es ist ein schöner Sonntag, denkst du und wünschst dir den Großvater herbei, während du dich umsiehst. Du erinnerst dich, Clara: Jetzt bist du für einen Moment Prinzessin, der alles leichtfällt. Du blickst in die Landschaft hinein und träumst. Die Umgebung wird weicher und immer weicher, hin zu Gersthof sieht man einzelne Siedlungen, die wie schlafend daliegen. Nur noch vereinzelt kann man jetzt Lastfuhrwerke sehen. Düngerwägen und Herden zockeln vorbei. Da sind Meiereien und kleine Beisel, und am liebsten würdest du dableiben.

»Wollen wir einkehren?«, rufst du laut aus. »Einkehren«, du liebst dieses Wort.

»Nicht jetzt schon!«, mahnt der Stiefvater, der nicht gern Geld ausgibt, obwohl er doch reich ist.

Erinnere dich: Ihr fahrt weiter, hinein in den Jubel der Lerchen. Die letzten Telegrafenstangen sind zu sehen, arm und traurig stehen sie da, dann folgt eine Lindenallee, folgt herrlich schimmernde Schattenflur. Wie licht sind diese Stunden! Deine Gedanken sind zum ersten Mal seit Langem klar, hell. Dieser Tag ist ohne Schatten, denkst du, Clara. Und du beschließt, eine Siegerin zu werden. Jetzt.

6

Clara stand vor dem Spiegel und probierte ihr zitronenfarbenes Kleid sowie einige dazu passende Hütchen an. Sie nahm unterschiedliche Posen ein, spitzte kokett die Lippen und stellte sich vor, wie sie eine Allee entlangging, mit wippendem Schritt und wehendem Haar. Dann nahm sie ihre Schmuckschatulle, öffnete sie und betrachtete ihre wertvollen Kleinode mit verliebtem, leuchtendem Blick. Zum Glück war Josef in der Schule, während Mariechen von der neuen Haushälterin, die sie sich eigentlich nicht leisten konnten und die sie bestimmt beizeiten wieder entlassen würden, weil sie ihrer leid werden würde, gerade in die Kinderkrippe gebracht wurde. Egon lag im Bett und schlief. Wie Clara wusste, hatte er Opium geraucht. Das war Teil ihrer Abmachung gewesen: Sie bekam die schönen Kleider, Brillanten, den Luxus, er bekam den Alkohol und die Drogen – und ihre Liebe. Clara lächelte und merkte, wie sie mit einem Mal traurig wurde. Ihre Liebe, was war nur aus ihr geworden? Egon und sie hatten einmal füreinander gebrannt.

»Ich möchte dich tot sehen«, hatte er in seiner Leidenschaft zu ihr gesagt.

Manchmal hatte Clara das Angst gemacht, und die rote Farbe in ihr war angeschwollen. Doch gleichzeitig zog es sie genau da hin, in diesen Abgrund, in diese Leidenschaft hinein. Sie war sehr schnell nach dem fünf Jahre jüngeren Egon süchtig geworden, der nun wie ein verrunzeltes Laubblatt im Bett lag und im Schlaf hechelte. Sie atmete tief ein und aus und strich sich das Haar aus der Stirn. In dem Moment läutete es an der Haustür.

Clara verließ das Zimmer und stieg die Treppen hinab. Vielleicht war es Amelie, eine kesse Plaudertasche aus der Nachbarschaft, mit der sie neuerdings gern verkehrte. Sie schritt den Flur entlang und merkte, wie das Kleid ein wenig um ihre Beine herumwallte. Sie liebte dieses Gefühl. Sie hatte es schon als Kind geliebt. Als sie öffnete, war sie zunächst erstaunt.

»Johann!«, rief sie aus.

Keine Antwort.

Clara sah den Mann an, der verloren vor ihr stand und dessen Sanftmut sie auf seltsame Weise berührte. Sie wusste, warum er gekommen war.

»Egon schläft«, sagte sie mit gespieltem Bedauern, »und Josef ist in der Schule. Aber kommen Sie doch herein.«

Johann schüttelte den Kopf. »Vielen Dank, Clara. Ich habe nur kurz Zeit. Die Recherche wartet, ich habe für das Landesarchiv einen Artikel über das ptolemäische Weltbild zu verfassen.«

Was taten die großen denkenden Herren doch immer wichtig, dachte Clara, und sie merkte, wie sie Johann plötzlich verachtete. Wie wenig wussten sie alle, worum es im Leben ging! Und in Wahrheit war er doch nur hierhergekommen, weil er das eine von ihr wollte, sich dieses eine von ihr erwartete. Sie legte ihre Hand auf seinen Oberkörper und lächelte verspielt.

»Ich würde mich freuen, könnten Sie mit mir eine Tasse Tee trinken.«

Johann schluckte, und sie sah, wie sein Blick zitterte und ihrem dann auswich. Ganz bestimmt, er begehrte sie auch!, dachte sie.

»Liebe Clara, ich danke«, flüsterte er. »Sehr gern nehme ich ein andermal an, wenn Ihr Gatte wieder wohlauf ist.«

»Nun«, seufzte Clara scheinbar gleichgültig, »gibt es denn sonst irgendetwas?«

Johann nickte. »Meine Mutter – nun, ihr ist zu Ohren gekommen, dass die Versicherung Sie und Egon nicht unterstützen möchte.«

»Und?«

»Wir würden Ihnen gern helfen.«

Clara wich einen Schritt zurück. Was sollte das denn heißen? Was für ein Angebot wollte er ihr machen? Sie kannte diese Zweckgemeinschaften, wusste, dass man da skeptisch sein sollte.

»Wie … meinen Sie?«, stammelte sie.

»Nun«, sagte Johann, »Sie könnten bei uns arbeiten. Felicitas unter die Arme greifen. Was meinen Sie?«

Clara starrte ihn fassungslos an. »Ist das Ihr Ernst?«, fragte sie zweifelnd.

Johann nickte. »Es wird eine leichte Arbeit sein«, versprach er und senkte den Blick wieder, sodass sie seine dichten braunen Wimpern sehen konnte.

Clara schwieg und schlang in einem Anflug von Unbeholfenheit die Arme um ihren Oberkörper.

»Warum bieten Sie mir das an?«, wollte sie dann wissen.

Johann zuckte mit den Schultern. »Ich möchte … ich …« Er schwieg einen Augenblick. »Sie haben meine Freundschaft«, sagte er dann umständlich und, plötzlich hastig: »Ich empfehle mich.« Er berührte kurz die Krempe seines Hutes, machte kehrt und eilte die Treppen hinab.

Clara sah ihm nach und merkte, wie ihr Herz hämmerte. Freundschaft! Wer hatte ihr das zum letzten Mal angeboten? Sie dachte nach, während sie sich durchs Haar fuhr.

»Clara!«, drang es da röchelnd aus dem Schlafzimmer.

»Ja, Egon, ich komme!«, rief sie nach einem Moment des Innehaltens. Dann wischte sie sich kurz und erstaunt über die Augen, bevor sie ihrem Mann half, sich aus den Kissen zu erheben.

Früher

Erinnere dich, Clara: In dieser Zeit, du bist gerade vierzehn Jahre alt, stirbt deine letzte Hoffnung, der Großvater. Tot, sagen sie. Ja, du erinnerst dich: Du willst ihn noch einmal betrachten, bevor er weggebracht wird – und so führt man dich zu ihm. Und siehe: Da liegt der Großvater, zur Seite gedreht, mit nach unten geklapptem Kiefer. Schwarz sieht das Gesicht aus. Fast bist du beruhigt. Rot ist es zumindest nicht, denkst du. Und auch der Großvater selbst scheint gar nicht da zu sein. Er ist nicht darin in dieser Hülle. Ist nicht zu finden in diesem ausgeleierten Hautfetzen. Erinnere dich, Clara: Du fühlst nichts. Keine Panik, keine Angst in dir. Auch der Schmerz ist vorher gewesen, in der Angst, nachts. Jetzt ist da nichts mehr. Tränen fließen, ja, aber eher als eine Art körperliches Zittern. Als physisches Ereignis. Nicht als Trauer. Auch die Trauer ist nicht da.

Du betrachtest die ledrige Hülle. Grau das Gesicht, totenstarr. Ob er jetzt wohl bei Gott ist?, fragst du dich. Dann wird der Deckel zugemacht. In dir: Schlucksperre. So bringt man den Sarg aus der Kirche und an das Grab. Du erinnerst dich, Clara. Danach beginnt die Predigt. Es sei eine Feier, sagt der Priester. Als das Grab zugeschaufelt wird, singt der Chor in falschen Tönen. Du spürst von deinem Herzen aus einen Faden, der zu deiner Mutter geht. Spürst, wie sie bebt und zittert. Ob der Tod wohl das Ende ist?, fragst du dich da. Du streckst deine Hand aus, lässt sie über den Rücken deiner Mutter gleiten, die neben dir steht, und greifst nach ihren Fingern. Streichelst sie, immer wieder. Es ist ein langsamer, zarter Abschied. Die Sonne sticht, die Schuhe, die du trägst, schmerzen, alles egal, keine Scham. Erinnere dich, Clara: Du weinst. Vor allem weinst du über die Unmöglichkeit zu lieben. Denn in dir ist nichts als ein Loch. Nicht einmal mehr rot ist es dann. Erinnere dich, Clara: Da ist einfach nur gar nichts.

7

Grimmig saß Josef am Fenster und starrte hinaus auf die Straße. Mariechen trippelte im Zimmer auf und ab, brabbelte mit ihrer Porzellanpuppe und schob den hölzernen Puppenwagen hin und her, sodass die Räder quietschten. Er hatte alles satt. Nun hatte seine Mutter auch noch zu arbeiten begonnen! Würden denn nie Ruhe, Frieden und eine gewisse Form von Alltag einkehren? Warum musste sich ständig alles ändern? Josef begriff es einfach nicht.

»Küche machen«, rief Mariechen, nestelte an Josefs Schnürlsamthose und deutete mit ihren speckigen Fingern in die Ecke des Zimmers, in der das Teeservice stand. Josef schob sie genervt von sich.

»Lass mich«, sagte er und schritt zu seinem Pult, auf dem seine Feder lag.

Normalerweise schrieb er nicht freiwillig, aber das war ein besonderer Anlass. Er griff nach dem Briefpapier, das die Großmutter ihm vor vielen Jahren einmal geschenkt hatte, und setzte sich an den Tisch. Die Feder kratzte. Josef drückte fest auf, um seine Wut aus sich herauszuschreiben. Der Druck half; das Geräusch des Kratzens erleichterte ihn ein wenig.

»Ich werde mich rächen«, schrieb Josef in krakeliger Schrift.

Seine Hand zitterte kein bisschen dabei. Zwar schalt die Lehrerin ihn immer wieder ob seiner schlechten Rechtschreibung, doch Josef wusste, wie man »rächen« schrieb, und das war alles, worum es jetzt ging. Und rächen würde er sich, an allen. An seiner Mutter, die in der letzten Zeit nur mit ihm schimpfte, ihm sogar einen Klaps auf den Hintern gegeben hatte. An seinem Vater, der ihn nicht vor der neuen Situation beschützte, sondern nur im Stuhl saß, ins Feuer starrte und seinen Wein trank.

»Geschirr!«, rief Mariechen da erneut und rammte Josef leicht in die Leiste, sodass das Tintenglas umfiel. Im letzten Moment konnte er den Brief davor bewahren, sich mit der Flüssigkeit vollzusaugen. Wütend stand Josef auf, griff nach einem von Mariechens Kleidern und wischte damit über den dunklen Fleck.

Mariechen begann zu weinen. Er indes warf ihr das triefende Teil ins Gesicht, drückte den Brief in den Händen zusammen und verließ rasch das Zimmer. Er lief die Treppe hinunter. Guckte genau, ob auch niemand im Gemach seiner Mutter war. Nein, sie schien zu sticken oder am Kamin neben seinem Vater zu sitzen. Wahrscheinlich schwiegen sie einander an. Josef kannte dieses Schweigen schon. Hastig ging er ins Zimmer und legte den Brief auf die Kommode. Dann verließ er das Haus. Er brauchte Luft, Garten, Freiheit.

Als hätte er ihn gerufen, stand der Nachbarsjunge Hans am grünen Gartenzaun und hielt Josef eine geschnitzte Pistole vors Gesicht.

»Spielst du mit Schießen?«, fragte Hans, der nebenan wohnte und etwas jünger war als er.

Josef nickte. Schießen, das klang doch ganz gut, fand er.

»Dann steig aufs Rad, wir fahren in den Wald«, schlug der rothaarige Junge mit der flachen Nase vor und grinste.

»Gut«, sagte Josef. »Aber vorher pack ich meine Waffe ein. Die ist viel teurer«, gab er an. »Das ist fast eine echte Pistole.«

Hans' Augen begannen zu leuchten. »Wahrhaftig?«

»Ja.« Josef näherte sich der schwammig aussehenden, von roten Punkten übersäten Wange des Nachbarsjungen und wisperte: »Ich kann da Zitronenfalter reinstecken. Dann mach ich ›Peng!‹, und weißt du was? Dann regnet es kleine weiße Flocken. Wie Schnee ist das.«

Hans schluckte.

»Hast du Angst, oder was?« Josef lachte. Der kleine, fette Junge tat ihm leid. Er war ein Schwächling. Hans schüttelte mit offenem Mund und starren Augen den Kopf.

»Na dann«, sagte Josef und drehte sich um, um heldenhaft in die Villa zu spazieren und seine Pistole zu holen.

»Beeil dich!«, schrie Hans.

»Worauf du Gift nehmen kannst!«, gab er zur Antwort.

Früher

So wächst du heran und lernst, dass kein Verlass ist auf Zuneigungen. Da helfen auch die Worte nicht, deren Laute du zerkaust, wieder und wieder. Du erinnerst dich, ja, dein Gehirn ist voller Märchen damals, und du beginnst, Zaubersprüche zu sammeln, in Erinnerung an den Großvater und gegen den Stiefvater, der mit den Jahren dir gegenüber immer härter und unfreundlicher wird. Ja, Clara: Du erfindest für dich die Sterne und das Weltall neu. Du stellst im Schulunterricht Fragen über die Entstehung der Sonne, niemand entkommt deiner Neugier. Doch was bleibt, ist die Angst. Immer ist es, als würde etwas Dumpfes dein Hirn gefangen halten, etwas, das immer wieder rot herankriecht, fremd und voller Schatten. Wenn es Nacht wird, hast du eine neue Aufgabe: Du musst den Spalt zu deiner Zimmertür mit Tüchern ausstopfen, damit das Dunkel nicht hereinkommt. Es ist laut und macht unendliche Angst. Ja: Von Monstern ist es bewohnt, Clara, oder? Und es ist rot. Manchmal kommt es dir so vor, als lebtest du in einem Schattenreich. Bist dir selbst stets fremd. Und seit es den Stiefvater gibt und den Großvater nicht mehr, scheint der liebe Gott verschwunden. Einfach so. Er ist nicht mehr da in der Nacht. Da macht sich stattdessen das Böse breit, und es gibt keinen Großvater mehr, der dich retten kann. Aus Angst sind die Tage gebaut.

8

Im Sommer war es immer am schönsten, wenn er am großen Badeteich schwimmen gehen durfte. So wie heute. Josef ließ seinen Blick schweifen und sah seine Mutter, den Vater und Mariechen an, die gerade aus dem Automobil gestiegen waren. Die quadratischen Handtücher legten sie gemeinsam zwischen vertrockneten dornigen Sträuchern aus. Josef betrachtete für einen Moment die Kieselsteine. Dann nahm er neben seiner Mutter Platz und sah sich um. An der Wasseroberfläche bewegten sich Libellen; blaue, längliche Gestalten, deren Flügel glitzerten. Manche sahen so aus, als würden sie zusammenkleben, fand Josef.

»Was machen die?«, fragte Mariechen.

Sein Vater kicherte und schwieg, während seine Mutter, die gerade ihren Brillantring polierte, den sie an der linken Hand trug und den sie so oft liebend musterte, ihn strafend ansah.

»Liebe machen die«, sagte sie dann und nahm Mariechen auf den Schoß.

Josef stand auf, ging zu einem der Brotkörbe und griff nach der Käsesemmel. Schweigend setzte er sich wieder und begann zu kauen. Kurz fühlte sich alles friedlich an; der Vater lag auf seinem Handtuch, zur Seite gedreht, und schnarchte herzhaft. Wahrscheinlich hatte er gestern wieder zu viel Wein getrunken, dachte Josef und fragte sich, was es wohl war, das die Erwachsenen alle so an Alkohol begeisterte. Die Sonne glitzerte ein wenig auf der Oberfläche des Sees; nackte Kinder spielten im Licht, liefen das kieselsteinerne Ufer entlang und bespritzten sich gegenseitig mit Wasser, dass es nur so stob und kristallen funkelte. Josef kaute und kniff die Augen zusammen, während sich Behaglichkeit in seinem Bauch ausbreitete.

»Warum nur hast du diesen Brief geschrieben?«, fragte seine Mutter plötzlich.

Er verschluckte sich, begann zu husten. Was hatte sie gesagt? Rasch rang er nach Atem, schluckte und entgegnete bemüht grob, jedoch mit sehr trockener Kehle ein »Was?«.

Sie sah ihn scharf an. »Du hast mich schon richtig verstanden«, antwortete sie knapp, während sie über den Lockenkopf Mariechens streichelte, die zusammengerollt auf ihren Beinen lag.

Josef blickte zu Boden. Sie wusste es also. Wusste, dass der Brief, den er ihr neulich untergejubelt hatte, von ihm gekommen war und nicht von dem Studenten oder irgendeinem anderen äußeren Feind. Er seufzte.

»Weil wir bedroht werden«, sagte er schließlich.

Seine Mutter zuckte zusammen und rollte kurz irritiert mit den Augen.

»Blödsinn«, meinte sie dann.

»Nein!« Josef biss die Zähne zusammen. Er hatte ihre Bewegungen in den letzten Wochen doch genau gesehen. Sie war voller Furcht!

»Doch, mein Kleiner«, murmelte seine Mutter müde und fuhr sich durchs Haar. »Es ist Blödsinn.«

An ihren fahrigen Gesten aber konnte er erkennen, dass er recht hatte. Es ging ihr nicht gut, sie wirkte dünner, ausgemergelt und auf eine gewisse Art und Weise nicht ganz bei der Sache.

»Dir geht es nicht gut, wegen Papa, oder?«, fragte sie da.

Josef zuckte mit den Schultern. »Vielleicht.«

Sie nickte. »Du fühlst dich nicht mehr sicher bei ihm, seit er ein Bein verloren hat.«

Josef zupfte einige Gräser aus. Nun wollte sie von sich auf ihn ablenken, dachte er. Aber dennoch beschloss er, der Mutter ehrlich zu antworten.

»Ich habe mich nie sicher bei ihm gefühlt«, sagte er dann und starrte in die Luft.

»Selbst wenn wir bedroht werden«, flüsterte sie. »Du bist doch so stark, du wirst mich beschützen.«

Diese Aussage traf Josef wie ein Schlag. Nun lag die gesamte Verantwortung bei ihm!

Er seufzte. Dann aber begriff er, dass diese Reaktion seiner Mutter ein Beweis dafür war: Jemand wollte ihnen tatsächlich Böses! Hätte sie sonst eben versucht, ihm diese Last aufzubürden?

»Aber selbst wenn«, begann sie erneut, »warum schreibst du *mir* dann so einen Brief? ›Ich werde mich rächen‹ – das sind böse Worte! Hasst du mich?«

Josef schüttelte den Kopf. »Nein.«

Stille.

»Sondern?«, fragte seine Mutter und zog mit ihren schmalen hellen Fingern Kreise in Mariechens Lockenkopf.

»Ich war wütend«, sagte er. »Und ich glaub, ich dachte, du begreifst einfach schneller, dass du uns beschützen musst, wenn ich –«

»Wenn du mir Angst machst?« Sie lachte auf, und es klang erstickt. »Aber schau«, sagte sie dann, »selbst wenn Egon nicht mehr stark ist und auch ich nicht, dann ist doch da noch Johann. Oder?«

Josef sah zu Boden und rupfte einige weitere Gräser aus, die er ratlos fortwarf. Damit hatte sie allerdings recht.

»Und wenn du so was noch mal machst«, sagte seine Mutter nach einigen Momenten des Schweigens lachend, »dann verstell deine Schrift besser. Was hast du dir denn gedacht? Dass ich glauben würde, dieser verrückte Student wäre mir nachgefahren?«

»Siehst du ihn manchmal?«, fragte Josef.

Empört blickte sie ihn an. »Wie kommst du bloß auf diese Idee?«

Er zuckte mit den Schultern. Plötzlich wachte Mariechen wieder auf und greinte ein wenig.

»Mama schwimmen gehen?«, fragte sie dann mit hoher, kindlicher Stimme.

Seine Mutter nickte seufzend und stand auf, schälte sich aus dem leichten hellen Sommerkleid und nahm seine Schwester an der Hand, die freudig hinter ihr her in Richtung See watschelte.

Früher

Was in den nächsten Jahren bleibt, ist der Hass der Mutter und des Stiefvaters gegen dich. Ja: Die Mutter schimpft.

»So blass, so knochig bist!«, zetert sie immer wieder, wenn sie dich betrachtet. Auch dein Haar ist noch immer spröde, treibt die Mutter zur Weißglut. Du weißt es, Clara, und du weißt: Das Haar ist wie du. Ja, ein Eigenleben hat es, genau wie die Farbe Rot in dir.

»Clara!«, schimpft auch der Stiefvater an den Abenden manchmal. »Nie im Leben wirst du eine gute Hausfrau!« Oder er sagt: »Und sitz gerade!«

Dann wieder fallen deiner Mutter deine dürren Finger auf, und sie schüttelt den Kopf.

»Viel zu dürr, deine Finger – und überhaupt alles an dir!«, sagt sie.

Und: »Zu spitz dein Kinn, zu dünn bist, um je einen Mann zu finden! Dich heiratet keiner, Clara!«

Erinnere dich, Clara: Dir schaudert. Bei dem Wort »spitz« musst du jetzt immer an die Spitzhacke denken, die die Mutter noch immer hat, und du bekommst wieder diese namenlose Angst. Rot ist sie, eine Rose mit Dornen und Stacheln. Sie sticht.

Du bemühst dich, stark zu sein. Erinnere dich, Clara: Willst doch nur geliebt und gestreichelt werden, oder? Du bemühst dich also. Und siehe: Großartig fällt auch das Schulzeugnis aus, zum Glück. Nun kann die Mutter dich wenigstens ein wenig vor dem Stiefvater loben, oder?

9

Clara stand vor dem Spiegel und beäugte sich kritisch. Sie hatte die Haare hochgesteckt und war in eines der biederen beschürzten Kleider geschlüpft, die Felicitas ihr hingelegt hatte. Nun stand sie hier, im Zimmer der Haushälterin, und versuchte, sich die Kontur des Kleides ein wenig zurechtzuzupfen. Doch es ging einfach nicht. Sie sah grauenhaft aus. Der Kragen war viel zu hochgeschlossen, die blauen Streifen ließen sie dick aussehen, und der Schnitt betonte ihre Hüften nicht im Mindesten vorteilhaft. Clara seufzte. Egal, Johann würde sie bestimmt auch so gefallen. Längst war der träumerische Blick, der an ihr hängen blieb oder sich vor Scham senkte, wenn sie den Raum betrat, Routine geworden.

»Und?«

Clara drehte den Blick zur Seite und zuckte zusammen.

»Na, Sie sind aber schreckhaft, Kindchen!«, tönte es vom Eingang des Zimmers.

Klopfen hätte Felicitas schon können, dachte Clara, doch sie biss sich auf die Zunge. Sie wollte nicht unhöflich sein, wollte es sich nicht schon zu Beginn mit der Frau verscherzen. Schließlich würde sie hier arbeiten müssen, bis es etwas Neues von der Versicherung gab. Sie mochte keine einfachen Tätigkeiten. Vielleicht hatte es mit ihrer Vergangenheit zu tun? Ein Leben in Armut, eine Mutter, die sich mehr schlecht als recht mit Liebschaften herumgeschlagen und sich von älteren verheirateten Herren und schließlich von einem tyrannischen, zwar reichen, aber dennoch krankhaft sparsamen neuen Gatten »unterstützen« hatte lassen, wie sie es genannt hatte – ja, Clara hatte als kleines Mädchen schon beschlossen, dass sie so nicht leben wollte. Sie wollte reich sein, eine Königin!

»Sieht doch ganz passabel aus«, meinte Felicitas und fuhr

Clara kurz und unpersönlich über den Rücken, was diese wieder zusammenfahren ließ.

»Donnerwetter, Kindchen, Sie sind aber wirklich schreckhaft.« Felicitas sah sie schielend an.

Clara fixierte die alte Jungfer und merkte, wie Hohn in ihr aufstieg. Da aber begann sich wieder die rote Farbe zwischen sie und die Welt zu schieben, und sie musste die Lider senken. Mit einem Mal begriff Clara, dass Felicitas recht hatte. Sie war tatsächlich schreckhaft.

»Entschuldigen Sie«, murmelte sie, während sie sich zu der schmalen Frau umwandte. »Es war ein bisschen viel in letzter Zeit.«

Felicitas senkte die Augen und ging zurück zur Tür. »Das ist Ihre Sache.«

Clara musste sich erneut auf die Zunge beißen, um nicht eine forsche Antwort zu geben. Sei dankbar, sei demütig, wies sie sich zurecht und folgte der leicht buckeligen Frau, während sie ihr wippendes rötliches Haar betrachtete und sich um einen unbeschwerten Gesichtsausdruck bemühte. Doch das rote Gefühl der Angst, das in letzter Zeit wie eine Bedrohung um sie herum brodelte, wollte und wollte nicht weichen.

Clara betrat das Wohnzimmer und sah sich um. Frau Glücksstein und Johann saßen gerade zeitunglesend auf dem Sofa. Clara musterte die alte Pendeluhr. Kurz vor vier. Bald würde es Zeit für den Tee sein, dachte sie und wollte schon fragen, was sie denn zu tun habe. Da hob Johann den Blick und sah sie errötend an.

»Hübsch sehen Sie aus«, sagte Frau Glücksstein in dem Moment und legte die Hand auf den Oberschenkel ihres Sohnes. »Nicht wahr, Johann?«

Die Röte in Johanns Gesicht schwoll an, während er sie ansah. Das, fand Clara, war eine schöne Röte, eine, die dem Herzen guttat.

»Hübsch«, sagte Johann schließlich und lächelte schüchtern.

Clara lachte. »Ich sehe grauenhaft aus in dieser Schürze.«

»Nein!«, rief Johann aus, und sein Blick hatte dabei etwas dermaßen Ehrliches, dass Clara ein Ziehen in ihrer Bauchgegend spürte. Sie merkte, wie das sanfte Lächeln, das sich in ihrem Gesicht breitgemacht hatte, nicht und nicht mehr weichen wollte.

»Kommen Sie, tragen Sie den Tee auf, Frau Löwenberg«, wies Felicitas sie da zurecht.

Clara nickte und knickste leicht, bevor sie in die Küche ging. Etwas in ihr bauschte sich auf, ballte sich im Magen zusammen. Sie begriff, dass es so etwas wie Wut sein musste. Sie seufzte. Nun war sie also wieder das kleine Mädchen, dem eine ältere Dame sagte, wie es zu sein habe. Hass stieg in ihr auf. Doch sie wusste, dass das alles nur eine Frage der Zeit sein würde. Mit einem hochmütigen Ausdruck goss Clara Wasser in den alten Keramiktopf, ehe sie nach dem Streichholz griff, den Gasherd anzuzünden.

Früher

Du gibst dich stark, sanft und furchtlos, dennoch: Nachts kriecht die rote Farbe immer wieder hinein in dein Hirn. Dein Schlaf ist von Monstern bewohnt, mehr denn je. Denn die Villa ist zu groß, sie macht Angst in ihrer Unüberschaubarkeit. Immer kann es geschehen, dass der Stiefvater dir auflauert und mit seinen harten Händen nach dir tastet oder dich schlägt, einfach so. Manchmal hockst du am Ofen und hast Sehnsucht nach Schnee. Du bist noch klein, aber du denkst schon sehr viel nach. Auf einmal weißt du: Du hast nur eine Handvoll Leben – doch auch diese ist dir schon zu viel. So sperrst du dich mehr und mehr ein. Man nennt dich frühreif. Ja, erinnere dich, Clara: Weh tut das Erwachsenwerden, vor allem, wenn man eigentlich noch Kind sein sollte!

Du ziehst dich immer tiefer in dein Inneres zurück. Manchmal suchst du sie noch auf: die Quellen in der Lobau, die Bäume, fliehst in die Erinnerungen an die Märchengeschichten des Großvaters. Doch der ist gestorben – und seit es den Tod gibt, ist nichts, wie es war.

10

Es war ein ruhiger Abend, als es an seiner Zimmertür klopfte. Johann, der wie immer über eines seiner Bücher gebeugt dasaß, stockte für einen Moment irritiert. Er kannte Felicitas' Art, an sein Zimmer heranzuschlurfen, kannte ihre Art, mit unsicherem Fingerknöchelchen gegen die hölzerne Türe zu pochen, zweimal, und das zaghaft und in immer gleichem Rhythmus. Das war nicht Felicitas. Johann traute sich kaum, den Gedanken zu Ende zu denken, und verharrte erstarrt vor der aufgeschlagenen Seite.

Es pochte erneut. Johann merkte, wie er ein wenig zu schwitzen begann. Er schob den Stuhl zurück, stand auf und ging zur Tür. Fast hatte er das Gefühl, die Knie würden ihm den Dienst versagen. Er öffnete, und vor ihm stand, wie er es sich erhofft hatte, der Engel. Clara sah ihn für einen Augenblick stumm und aus großen tiefblauen Augen an. Dann trat sie mit einer fast unverschämten Selbstverständlichkeit in sein Zimmer ein und küsste ihn auf den Mund. Es dauerte, bis er auf die Süße ihrer Berührung, die sich wie eine Welle über ihn legte, über ihn schwappte, begleitet vom Geschmack frischer Minze und etwas anderem, das wie Heimat und Abenteuer gleichzeitig roch, reagieren konnte. Johann presste seine Lippen gegen ihre. Da begann Clara, mit ihrer Zunge seinen Mundraum auszutasten. Johann zitterte, schloss seine Arme fester um Clara und fuhr mit seinen verschwitzten Händen langsam und bemüht zärtlich ihren Rücken auf und ab, ehe er ihrer Zunge mit seiner antwortete.

Was danach kam, war Himmel. Die Zeit stand still.

Langsam lösten sie sich aus der Umarmung und blickten einander an. Draußen hatte es zu dämmern angefangen, und nur noch ein fahler Lichtschein erfüllte das Zimmer. Johann strich Clara mit einer verwunderten Geste die Locken aus dem Gesicht.

»Was sind Sie für ein Mensch?«, flüsterte Clara und sah ihn lange an.

»Wie meinen Sie das?«, fragte Johann verlegen, während er sie weiter anblickte.

Sie aber wiederholte es nur mit einem leichten Kopfschütteln: »Was bist du nur für ein Mensch?«

Johann betrachtete Clara, und er war glücklich, dass er das endlich ungestört tun konnte. Es war, als pulsierten in diesem einen Gesicht viele unterschiedliche Gesichter. Fast schien es ihm, als würden Licht und Schatten einander in den Zügen abwechseln. Für kurze Zeit kam sie ihm jung und unversehrt vor, beinahe wie eine Porzellanpuppe, er meinte, ein Kind vor sich zu haben. Dann aber verschoben sich die Linien, der Mund wurde schmaler, die Konturen der Wangenknochen schienen stärker hervorzutreten, alles verhärtete sich. Plötzlich wieder wirkte Clara hart und alt, aber nicht weniger schön. Nun glich sie eher einer zwar blonden, aber dennoch seltsamerweise persisch anmutenden Prinzessin, die aus Verbitterung alle Männer, die ihrem Charme widerstanden, umbringen ließ. Johann musste über sich selbst lachen. Seltsam, wie diese Frau ihn zum Träumen brachte.

»Was schaust du denn so?«, wisperte Clara.

Johann streckte erneut seine Hand aus, um mit ihrem Haar zu spielen. »Ich weiß nicht.«

Skeptisch verzog sie den Mund. »Was heißt, du weißt nicht? Bin ich dir zu nahe?«

Johann erschrak und zog sie sofort wieder dichter an sich heran, während er, noch sanft und unsicher, seine Nase in ihren Locken vergrub.

»Oh nein!«, flüsterte er in ihr dichtes Haar hinein. »Nein, das bist du nicht.«

Seine Hände zitterten ein wenig, als sie Claras Rücken und die Oberarme in einer fließenden Bewegung hinabwanderten und nach ihren Fingern griffen. Johann zog sie mit sich mit aufs Bett. Wieder blickten sie einander lange an. Johann staunte. Er sah Claras verschiedene Gesichter in rasendem Tempo in ihrem Antlitz wechseln, so als würde er sämtliche Leben auf einmal vor sich vorbeiziehen sehen.

»Was siehst du denn?«, flüsterte Clara und lächelte.

»Ich weiß nicht«, wiederholte Johann nur. »Ich denke, ich sehe dich.«

Sie lachte, und es klang ein bisschen hart. »Und was heißt das?«

Er senkte beschämt die Augen und fuhr über ihre schmalen, zarten Hände. »Es ist, als wärst du ganz viel auf einmal.«

»Ja?«

Johann nickte. »So viel, dass ich es nicht mit meinem Blick erfassen kann.«

Sie klappte ihre Augen auf und zu – wieder glich sie einer Porzellanpuppe – und schüttelte für einen Moment den Kopf.

»Was bist du nur für ein Mensch?«, wiederholte sie.

Er musste schnaubend auflachen und zog ihre Hände in die Höhe, begann, ihre Finger einzeln zu küssen.

Clara sah ihn an. »Weißt du«, wisperte sie in das nun dunkel gewordene Zimmer hinein, »manchmal habe ich Angst vor meinen Händen.«

Irritiert hielt Johann mit dem Küssen inne und fixierte eingehend ihre Finger. Sie waren klein und zart, die Handgelenke winzig.

»Warum denn?«, fragte er.

»Es kommt mir hin und wieder vor, als würde man meine Zerbrechlichkeit an ihnen erkennen.«

Johann strich über den Handrücken ihrer linken Hand, auf dem die Venen bläulich schimmernd hervortraten.

»Sie sehen so schwach aus«, murmelte Clara, und mit einem Mal erschien ihr Anblick Johann fahl und alt. »Ich denke mir manchmal, dass man meine ganze Verletzlichkeit an meinen Handgelenken ablesen kann.«

Johann nahm sie erneut in die Arme und umschlang mit festem Griff ihre Taille. Auf einmal vernahm er ein Knacksen auf dem Korridor. Er zuckte zusammen. Was, wenn sie erwischt würden? Wenn seine Mutter es merkte? Was er hier tat, war nicht in Ordnung, dachte Johann und seufzte in Claras Haar hinein, seinen Griff langsam lösend.

Clara schien seine Gedanken zu lesen. »Deine Mutter und Felicitas sind nicht hier«, flüsterte sie und zog Johanns Gesicht nahe an sich heran.

»Ach ja?«

Clara begann, mit ihrer Zunge sein Ohr zu umspielen. »Ja?«, wiederholte sie neckisch.

Johann schob sie sanft von sich und betrachtete ihr Gesicht. Sie war wirklich ein verdammt schlauer Engel, dachte er und merkte, wie er grinsen musste. Clara lächelte, und ein Grübchen bildete sich in ihrer linken Wange. Dann breitete sie ihren Körper über dem seinen aus.

Früher

Die Welt besteht nur noch aus Rot, die Welt ist eine rote Wunde: Todesangst, Herzrasen und Schlucksperre im Hals! Wenn es einen Gott gibt, der nicht der Großvater ist, dann muss der doch zurückschaudern vor so viel Rot, oder? Wie kann er es zulassen, das, was der Stiefvater immer wieder mit dir macht, während die Mutter dabei zusieht? Du weißt keinen anderen Weg mehr als Flucht, du strauchelst und suchst, willst zurück nach vorne, aber es geht nicht. Und die Angst will gar nicht mehr weg. Dir ist erbärmlich kalt. Du schluckst, schluckst an dir, doch es hilft nichts – und dennoch: Das Leben geht weiter, Clara, oder?

Aber es wird auch trostloser mit jedem Tag. Du erkennst mehr und mehr: Du wirst sein müssen wie sie, wenn du über-

leben willst. Ja, unverbunden mit dem Körper, der dir ohnehin immer fremder wird. Wie gern hättest du die Kleider durch Hosen ersetzt, solche, die auch der Nachbarsbub hat. Und vor allem auf ein besonderes Ereignis bist du in keiner Weise vorbereitet: Blut zwischen den Schenkeln. Wie bei den Wunden Jesu, von dem der Großvater erzählt hat, denkst du! Rot ist das Blut, aber das Rot hat längst alle Himmel übermalt. Aber du bist intelligent und begreifst: Es gibt nur einen Weg für dich: Du musst mit der Weiblichkeit spielen! Oder?

11

Als Johann am nächsten Morgen erwachte, durchfuhr seinen Körper ein sanfter Schauer. Das Laken lag zerdrückt neben ihm, und er selbst hatte sich in Embryostellung eingerollt. Er gähnte, streckte sich aus und genoss für einen Moment einfach nur dieses helle, zarte Gefühl, das in seinem Bauch Wellen schlug. Langsam dämmerte sein Bewusstsein wieder heran. Johann griff nach der Decke, zog sie sich über den Körper und vergrub die Nase darin. Minze, dachte er. Frische Minze und vielleicht auch noch Vanille, etwas weniger aufdringlich. Ja, das Bett roch nach ihr. Clara hatte sich ein Stück weit in seine Laken hineingeschwitzt. Johann begann, die Decke zu streicheln, und für einen Moment war es, als hielte er dieses wunderbare Wesen in seinem Arm. Er blinzelte mit den Lidern und öffnete schließlich die Augen. Das Fenster war gekippt. Seltsam, dachte Johann, für einen Augenblick irritiert. Er schlief doch stets bei geschlossenem Fenster? Da aber erinnerte er sich, dass Clara es geöffnet hatte.

»Wir lassen den Frühling zu uns herein!«, hatte sie gesagt und ihn angelächelt. Johann zog die Decke noch etwas näher an seine Nase und schnupperte. Er konnte sich nicht satt riechen. Mit einem leichten Gähnen streckte er die Hand aus und begann, die leere Stelle neben sich abzutasten. Hier war sie also gelegen. Er hatte sie angesehen, immer wieder nur angesehen, und das erste Mal war ihm aufgefallen, dass ihr linker Schneidezahn leicht hervorstand. Eine Tatsache, die sie für ihn noch schöner machte. Johann seufzte und begriff, dass das alles fürchterlich wehtun würde. Erst jetzt, noch halb betrunken von den weichen Formen ihres Körpers, wurde ihm bewusst, was er da getan hatte. Er setzte sich auf und dachte nach. Licht fiel in Streifen durch die halb geschlossenen Gardinen auf den Boden und malte kleine Muster auf den

Parkettboden neben seinem Holzbett. Mit einer fast instinktiven Geste griff er nach dem Laken und presste es ans Herz, dann wieder an seine Nase. Er schnupperte, schnupperte und vergrub sein Gesicht darin. Dass Glück so wehtun konnte!

»Guten Morgen!«, tönte es da zusammen mit dem für sie typischen Klopfen, und Felicitas stand, ehe Johann sich versah, im Türrahmen.

Stille.

»Guten Morgen«, murrte Johann schließlich.

Die Haushälterin blickte ihn erstarrt an. Sie war es gewöhnt, dass Johann bereits um sieben Uhr aufstand. Ihn im Bett zu finden, hatte sie wohl nicht erwartet. Was sie jedoch noch viel mehr zu erschüttern schien, war Johanns Nacktheit. Felicitas' trockene, aschfahle Haut färbte sich mit einem Mal rosig.

»Was ... was ...«, stammelte sie und griff mit nervösen Fingern nach dem Saum ihrer Schürze. »Fühlt sich der Herr denn nicht wohl?«, fragte sie verwirrt.

Johann schob diskret das Laken über seinen Unterkörper. »Ich habe gestern sehr lange gearbeitet«, log er. »Ich saß an der Aufarbeitung für die Restaurierung eines Schädelknochens aus dem Neolithikum.«

»Verstehe.«

Felicitas traute sich, den Kopf ein wenig geduckt nach vorne gereckt wie eh und je, Johann nach und nach wieder in die Augen zu sehen, in denen, wie er selbst wusste, ein besonderer Glanz lag. Da flammte etwas in ihrem Blick auf. Nun schien sie begriffen zu haben, dachte er. In ihren Augen konnte Johann für einen Moment etwas aufspringen sehen, das er als Wut oder Hass bezeichnen würde. Doch Felicitas wich aus.

»Wünschen der Herr zu frühstücken wie immer?«, fragte sie flötend, als wäre nichts geschehen.

Erstaunlich, wie schnell Frauenzimmer sich doch fassen und ihr Spiel weiter betreiben können!, dachte Johann. Am liebsten hätte er gesagt, dass er satt war, satt vor Liebe und Glück, satt von den Küssen, die er über Nacht aus Claras Mund getrunken hatte, wieder und wieder, doch er biss sich auf die Zunge.

»Ich fühle mich nicht ganz wohl. Ein Kamillentee sollte für heute reichen.«

Felicitas reckte den Hals ein wenig, und ihre Stimme brach beinahe weg, als sie antwortete: »Wie wäre es denn mit einem kleinen Semmelchen wenigstens, der Herr?«

Johann lächelte bemüht gütig. »Nein, danke«, sagte er freundlich, und die alte Jungfer mit dem roten Haar, das ein wenig aus dem Häubchen hing und in einzelnen Strähnen in ihre hohe Stirne fiel, tat ihm plötzlich leid. Felicitas knickste und verließ, ohne das Gesicht von ihm zu wenden, das Zimmer.

Johann seufzte und vergrub noch einmal kurz seine Nase in dem Laken. Was letzte Nacht passiert war, war schön gewesen. Wunderschön. Und überaus falsch. Johann merkte, wie ein betrübtes Gefühl sich in seiner Bauchgegend breitmachte. Seufzend stand er auf und betrachtete seinen nackten Körper, sein baumelndes Glied, das ihm normalerweise nicht so entgegensprang, denn er schlief meist im Nachthemd. Diese Frau hatte ihn ordentlich umgedreht, dachte Johann verzweifelt, doch er lächelte.

Früher

Du erinnerst dich, Clara: Der Stiefvater macht manchmal böse Dinge mit der Mutter, seit er mit ihr verheiratet ist. Zieht sie an den Haaren, schlägt mit dem Stock gegen sie, wenn sie nicht rechtzeitig mit dem Kochen fertig wird. Du weißt: Bald schon werden die Hände des Stiefvaters auch dich wieder betasten wollen! Du willst weglaufen, doch es hilft nichts. Denn die Angst weiß Bescheid und folgt dir nach, überallhin. Rot, pulsierend. Auch wenn keine Männer mehr hecheln im Nebenzimmer und du nicht weggesperrt wirst in der Nacht. Egal, in welche Richtung du fortläufst, immer wieder findet die Angst dich. Du weißt, hier hilft kein Beschwören, hilft kein Reden, kein Schöntun und keine schmeichlerischen Worte. Wenn der Stiefvater den Stock gebrauchen will, dann gebraucht er den Stock. Dann wird alles rot in deinem Kopf, du siehst deine eigenen Knochen vor dir, kippst weg. Erinnere dich, Clara! Du erinnerst dich nicht? Weißt du denn nicht mehr: Indes musst du so tun, als wäre alles wunderbar, dich an den Bootsfahrten am Wochenende erfreuen und an dem Eis, das der Stiefvater euch zweimal im Jahr spendiert. Und die Ketten, die er mitbringt, wenn er von einer Reise wiederkehrt, werden dir umgehängt.

»Sind sie nicht schön?«, fragt der Stiefvater. Du nickst, nickst scheinbar begeistert, doch es ist dir, als schnüre die für dich gedachte Kette dir den Atem ab, obwohl sie doch viel zu groß ist. So wirst du älter, Clara. Ja: Früh wirst du erwachsen.

12

Es schien, als hätte sich etwas bewegt in den letzten Tagen. Vielleicht, dachte Josef, würde es nun doch endlich stiller und friedlicher werden?

»Guten Morgen«, flötete seine Mutter und lachte ihn ein wenig aus, weil er seine Augen wie ein Maulwurf zusammenkniff und gegen die Sonne richtete.

Johann, Frau Glücksstein, Mariechen und Felicitas saßen auf einer karierten Decke an einer Lichtung des Wienerwaldes. Seine Mutter schob den Vater bemüht zärtlich über den Waldweg, platzierte ihn neben sich und Johann und zwinkerte Josef dann erstaunlich fröhlich zu. Er betrachtete bange und gleichzeitig mit einer gewissen Form der Verachtung den Körper seines Vaters, der im Rollstuhl auf und ab wackelte. Doch es schien keinen Grund zur Sorge zu geben. Das Licht, das durch das saftige Grün der Bäume fiel, schimmerte golden und malte Muster auf das stoppelbärtige Kinn des Vaters, der sogar zu lächeln schien. In den letzten Tagen war er ruhiger geworden, so als ginge all seine Kraft nach innen oder verschwände in der Tiefe der Weingläser, an denen er stets nippte.

»Ameise!«, rief Mariechen, die auf Frau Glückssteins Schoß saß und mit den Fingern in der Erde neben der Decke zu wühlen begonnen hatte, erfreut auf.

Josef erinnerte sich an früher, während er mit mutigen Schritten auf seinen Vater zuging. Manchmal waren sie damals, als er noch ganz klein gewesen war, aufs Land, damit Mutter sich hatte entspannen können. Sein Vater hatte sie stets überreden müssen, still zu sitzen, denn sie hatte immer mit dem Fahrrad fahren wollen, sich bewegen. Josef erinnerte sich: ein See. Eine Schlammlache. Für ihn, der keine vier gewesen war, war dieser See die gesamte Schönheit der Welt gewesen.

Er lächelte wehmütig, als er sich daran erinnerte, und nahm zwischen Johann und seinem Vater Platz.

»Woran denkst du denn, Knirps?«, fragte Johann grinsend, während er Josef eine der Semmeln reichte, die Clara aus dem Korb geholt hatte.

»Danke«, sagte Josef gedankenverloren und biss in die Semmelhälfte, die dick mit Butter bestrichen und mit Emmentaler sowie einem leichten Schinken belegt war.

Wieder schwappte die Erinnerung über ihn: Der Sitz vor dem Lenkrad des Fahrrads, an dem er festgeschnürt worden war, rundherum eine Wüste aus Kieselsteinen, die Knirschgeräusche der Reifen auf den Steinen, eine in die Pedale tretende Mutter. Damals hatte ihm die Welt gehört. Auch der See hatte ihm gehört. Josef hatte den See in seine Ente hineinfüllen wollen, ihn gefangen nehmen, doch es hatte nicht funktioniert. Aber das war egal gewesen, denn er hatte das Spiel geliebt.

»Schmeckt es?«, fragte Johann da und strich ihm kurz übers Haar.

Er nickte. Während seine Mutter und Mariechen ein wenig durch den Wald streiften, holte Josef ein Mühle-Brett heraus und spielte, unterstützt von Johann, gegen seinen Vater, der an seinem Weinglas nippte. Frau Glücksstein stickte und warf ihm einen freundlichen Blick zu. Ein gewisser Friede lag in der Luft. Hin und wieder fiepte ein Vogel, es roch nach Tannennadeln und Kindheit. Ein Schmetterling flatterte zwischen Baumstämmen und hohen Gräsern hin und her. Josef folgte seinen Bewegungen mit den Augen, und auf einmal tat es ihm unendlich leid, dass er diese Wesen in seine Pistole gesteckt und geschossen hatte, obwohl der schneeige Anblick danach doch schön gewesen war! Er seufzte.

»Du bist dran«, sagte sein Vater unwirsch und nahm einen Schluck von seinem Wein.

Josef nickte und streckte die Hand aus. Der Vater hatte das Brett auf seine Knie gestellt, damit ihm nichts passieren konnte.

»Drei in einer Reihe!«, sagte er und grinste dann.

Sein Vater blickte anerkennend.

»Gewonnen!«, rief Josef. »Noch eine Partie?«

»In Ordnung«, brummte sein Vater, doch er lächelte.

So verstrich der Tag. Man trank Wein, aß eine Menge mitgebrachter Semmeln und danach noch Pralinen, sprach lange, und der neue Hut der Mutter flatterte im leichten Wind. In diesen Momenten fühlte Josef sich wohl.

Sie blieben lange, bis der Sonnenuntergang den Himmel mit orangenen und leuchtrosafarbenen Wolken bespickte. Endlich, dachte Josef, war zu Hause wieder mehr als ein Wort. Zu Hause war nun das Bett in der Villa. Es war jetzt warm und roch nach Schlaf.

Früher

So sind die einzigen hellen Momente deines Lebens gezeichnet vom Klang und den schwappenden Geräuschen des Wienflusses neben der Villa, wenn er über den Kies kippt. Du sammelst dich, gehst spazieren, wendest dich nach innen. Die Tage verstreichen, und die Mutter verändert sich. Alt wird sie und faltig. Und je mehr du wächst, desto gröber ist der Stiefvater. Längst weißt du, wie sich die Knöchel seines Handrückens in deinem Gesicht anfühlen, wenn du dich einmal nicht vor ihm ausziehen willst. »Missraten bist!«, meint der Stiefvater. Erinnere dich, Clara: Seit du älter und praller wirst, lauert in der Nacht die rote Farbe noch blutiger in der riesigen Villa. Du kannst oft nicht schlafen. »Meine Mutter, die mich schlacht'!«, singt es in dir. Manchmal schleichst du ins Nachbarzimmer, wo die Mutter neben dem Stiefvater schläft. Hörst, wie ihr Atem geht. Und du hast eine namenlose Angst, die alles erdrückt.

13

Egon betrachtete Clara, als sie an diesem Abend ins Zimmer kam. Sie hatte das Haar zu einem Knoten geschlungen, damit es sie nicht bei der Hausarbeit störte, doch einzelne hellblonde Strähnen hatten sich gelöst und lockten sich auf der weißen Landschaft ihres Nackens. Clara gähnte, blickte in den Spiegel, spitzte kurz die Lippen und schälte sich dann aus dem weißen Kleid. Ihre Taille war schmal, dazu brauchte sie nicht einmal ein Mieder, fiel ihm immer wieder auf, und das, obwohl sie doch fünf Jahre älter war als er und bereits zwei Kinder geboren hatte.

Egon senkte den Kopf und seufzte tief. Da trat Clara, als habe sie seine Beklemmung gespürt, an ihn heran und streichelte kurz seine Wangen. Sie war inzwischen ganz nackt. Ihre Brüste hingen wie zwei reife Birnen, und er hätte nur die Hände ausstrecken müssen, um sie zu berühren. Doch aus irgendeinem Grund ging es nicht. Clara setzte sich an die Bettkante und sah ihn an.

»Du begehrst mich nicht mehr, hab ich recht?«, fragte sie.

Schweigen. Was hätte er ihr entgegnen sollen? Doch, er begehrte sie, mehr denn je, aber auf gewisse Art und Weise schien es, als wäre er mit seinem Begehren an einen Punkt gekommen, an dem es nicht mehr wichtig war, ob er sie besaß oder nicht. Sein Wunsch zu handeln war ausgelöscht.

Stille.

»Was ist nur los mit dir?«, flüsterte Clara und löste mit einer weichen, biegsamen Geste den Knoten in ihrem Nacken. Sie bemühte sich, das spürte Egon, heiter und froh zu wirken.

Doch es schien, als läge eine rote Wunde in der Wohnung. Eine Bedrohung, die mit dem fehlenden Bein und dem fehlenden Geld zu tun hatte.

»Ich habe Bauchweh«, murmelte er.

»Selbst schuld«, entgegnete sie. »Du trinkst zu viel.«

Er sah sie an und fühlte, wie jedes Lächeln ihn verwundete, wie er innerlich vor ihr entzweibrach. Schneidend war es. Claras Schönheit tat weh. Nun kannte er sie bereits so lange, und dennoch kam es ihm vor, als würde sie immer blühender.

»Ja«, entgegnete er matt, »ja, Liebste. Du bist die Siegerin. Ich bin vernichtet.«

Und er merkte, wie ihm dieses Gefühl des absoluten Ausgeliefertseins gefiel. Nun war nichts mehr zu tun, zu denken, zu leisten. Wehrlos wie ein Säugling lag er vor ihr, ein Krüppel, gar nicht mehr ein ganzer Mann.

»Das willst du doch«, sagte Clara schnippisch und erhob sich.

Egon setzte sich auf, um sie im fahlen Licht der Lampe besser betrachten zu können.

»Ja, du hast recht. Das ist es«, sagte er matt.

Clara drehte sich um und warf plötzlich ihren nackten Körper auf ihn, der wieder nach hinten kippte. Ihr Atem stieg in seinen hinein.

»Du bist mein, ich bin dein«, flüsterte Clara.

Egon lächelte. »Ich bin dein«, sagte er.

Doch seltsamerweise sprach, während sein Herz sich vor Lust und Liebe zusammenzog und wieder ausdehnte, zu pulsieren begann wie ein Schwamm, sein Körper nicht auf Claras Liebkosungen an. Er schämte sich und schob sie zart beiseite.

»Heute nicht, Liebe«, sagte er. »Ich habe Schmerzen.«

Clara hielt inne. Spiegelte sich Enttäuschung in ihrem Gesicht? Oder tat sie nur so? Was zur Hölle bedeutete er ihr wirklich?

»Soll ich dir einen Tee machen?«, fragte sie seufzend.

»Ja«, sagte er leise.

Als sie in ihr Nachthemd schlüpfte, schloss er wieder die

Augen und lauschte seinem eigenen Atem. »Clara?«, rief er plötzlich, als sie schon halb auf dem Gang war.

»Ja?«

Er hörte, wie ihre Schritte innehielten.

»Gibt es schon Neues von der Versicherung?«, wollte er wissen.

Denn in ihrem Hunger nach Geld hatten sie erneut einen Antrag auf eine hohe Summe Schadensersatz gestellt.

Kurz war es wieder still.

»Nein, mein Lieber«, flüsterte sie. »Aber mach dir heute keine Gedanken mehr.«

Egon atmete laut aus.

»In Ordnung«, sagte er und legte die Hand auf den Bauch, dahin, wo es schmerzte. Wahrscheinlich hatte Clara recht. Er sollte weniger trinken.

Früher

Du entwickelst mit der Zeit eine neue Taktik: Du ziehst den Kopf ein, um dich zu schützen, denn du denkst, so wirst du unsichtbar. Dennoch ist das Zuhause ein Schlachtfeld geworden. Manchmal siehst du nachts zum Mond hinauf, wenn die Mutter tief und ruhig im Nebenzimmer atmet. Wäre ich bloß ein Stern!, denkst du. Und du fragst dich, ob der tote Großvater jetzt ein Stern ist. Du willst in die Ferne.

Erinnere dich, Clara: Du zählst die Stunden, in denen du mit dem Stiefvater gemeinsam am Tisch sitzen und essen musst. Sein Geruch nach gegorenen Trauben, der in deine Richtung weht, reizt dich zu erbrechen. Rot ist er, ähnlich der Ohnmacht in deinem Kopf, oder? Erinnere dich, Clara: Wie sich die Beine zittrig anfühlen, immer wenn du an ihm vorbeigehst. Dein Gang schraubt sich dann fast in den Boden. Am liebsten würdest du liegen, wenn er da ist. Immer nur, und träumen. Denn da kannst du keinen Fehler machen. Und dann kommt keine harte Hand, um dich zu schlagen, keine knöcherne Stiefvaterhand. Auch ausziehen musst du dich dann nicht. Oder? Was bleibt, ist das Träumen von Märchen und einer anderen, besseren Zeit, in der es kein Rot gibt. Das ist alles, Clara.

14

»Was bitte ist denn das?«

Felicitas verzog das Gesicht auf eine seltsame Weise, sodass sie wie eine Maus aussah, und ließ einen Stapel gefalteter Kleidung auf den Tisch fallen. Clara zuckte zusammen.

»Was ist was?«, entfuhr es ihr.

»Die Hemden sind nicht säuberlich zusammengelegt«, herrschte Felicitas sie an.

Clara seufzte. Immer schon hatte sie diese Art der Arbeit gehasst, ja verachtet. Hemden falten! Wer verbrachte seine Zeit schon damit?

»Man sieht Ihnen an, dass Sie das nicht gern machen«, sagte Felicitas indes, und ihr schielender Blick flackerte für einen Moment wütend auf. Clara biss sich auf die Lippen.

»Tut mir leid«, murmelte sie, griff nach dem obersten Hemd und begann, es auszuschütteln.

Felicitas fuhr mit einer Bewegung dazwischen und griff danach, als wollte sie sagen, dass das Hemd ihres sei. Nun begriff Clara. Sie begriff, dass es hier nicht um die Hemden ging. Es ging um Johann.

»Passen Sie auf.« Felicitas legte das weiße, frisch gebügelte Kleidungsstück, das nach Veilchen roch, auf den kleinen Tisch in ihrem Hauswirtschaftsraum. Dann tasteten ihre runzeligen Finger nach den beiden Ärmeln, legten sie in einer langsamen Bewegung übereinander, strichen zärtlich die Falten zurecht. Es schien, als würde Felicitas mit dem Hemd Liebe machen. Gleichzeitig waren ihre Bewegungen so bedächtig und langsam, dass sie an eine alte, traurige Schildkröte erinnerte.

Clara bemühte sich, nicht höhnisch aufzulachen, und versuchte sich vor Augen zu führen, dass der Anblick trostlos war. Auch Felicitas' Liebe war hoffnungslos. Was würde Johann schon mit dieser alten Jungfer anfangen können?

»Wissen Sie«, sagte Felicitas, und es schien, als spräche sie mehr zu sich als zu Clara, »wie lange ich das schon mache?«

Clara schüttelte möglichst einfühlsam den Kopf, doch Felicitas sah sie gar nicht an.

»Seit zwanzig Jahren«, sagte sie und blickte dabei auf die Hemden. Ihre Stimme klang so, als käme sie von weit her. Clara konnte Sehnsucht in ihr hören, und ein wenig rauschte das Meer. Ein seltsames Bild, dachte Clara. Nun tat ihr die alte Jungfer doch leid.

»Es ist wichtig«, fuhr Felicitas fort, während sie den Stoff beäugte, ob er wohl auch glatt genug sei, »dass wir diese Arbeit verrichten. Was täte Johann denn ohne uns?«

Clara betrachtete die Frau, deren Blick seltsam nach innen ging, während sie nach dem nächsten Hemd griff.

»Sehen Sie, so muss das sein«, erklärte Felicitas und schob sich ihre Locken unter die Haube zurück, bevor sie weiter daranging, die Hemden mit ihren dürren Fingern zu liebkosen.

Das Mitleid, das eben noch in Clara gewesen war, endete schlagartig. Es wich einer tiefen Verachtung für all diese biedere Spießbürgerlichkeit. Ihre Mutter fiel ihr ein, eine harte Frau, die ihr ganzes Leben lang gekämpft hatte. Nie war es wichtig gewesen, Hemden zusammenzulegen. Mit vier bereits hatte Clara sich selbst um ihre Wäsche gekümmert, denn die Mutter war entweder beschäftigt mit ihrer Arbeit im Zimmer nebenan, oder sie war nächtelang mit ihren Liebhabern ausgegangen, und immer wenn sie heimkam, war ihr Lippenstift verwischt, und sie roch nach alten Trauben.

»Johann ist ein erwachsener Mann«, sagte sie mit einem Mal kühl. »Und Männer kommen in dieser Welt meist sehr gut zurecht.«

Felicitas fuhr herum und wandte ihr ihr spitzmausiges Gesicht zu. Clara blinzelte irritiert. Sie konnte den Blick der Haushälterin nicht gut deuten. Sah Felicitas sie denn nun an oder nicht? Die schielenden Augen schienen auf jeden Fall zu stechen, schienen sich wütend in sie hineinzubohren. Clara musste an ein Wort denken, bei dem ihr schauderte. »Spitzhacke« hieß es.

»Ich habe mein Leben lang hart gearbeitet«, sagte Felicitas scharf, und Clara merkte, wie der Atem der alten Jungfer plötzlich nur noch schwer und stockend ging. »Und von einer verwöhnten Frau wie Ihnen lasse ich mir nichts sagen. Was haben Sie denn in Ihrem Leben geleistet? Haben Sie jemals um irgendetwas kämpfen müssen? Sie haben reich geheiratet und sich so in eine wunderbare und sehr sichere Position begeben. Ich sage Ihnen etwas, liebe Clara. Sie sind nichts als ein Püppchen, das das Leben nicht kennt.«

Mit diesen Worten drehte sich Felicitas um und wandte Clara den Rücken zu. Diese war erstarrt. Mit heruntergeklappter Kinnlade stand sie da und spürte, wie ein tiefer Schmerz aus ihrer Bauchgegend emporkroch. Mit einem Mal wechselten die Szenen und Bilder vor ihrem inneren Auge ab: ihre Mutter, die in Strapsen im Bett saß, einen Liebhaber zwischen den Beinen. Die unaufgeräumte Wohnung. Das geschminkte, verwischte Gesicht. Und dazwischen: rot, rot.

Clara erinnerte sich: »Ich möchte dir jemanden vorstellen, Kindchen«, hatte die Mutter gesagt und sie an der Hand genommen. Gemeinsam waren sie in die Stube gegangen, in der ein großer, grobschlächtiger Mann gesessen hatte. An dem Mann schien alles auf seltsame Art und Weise zu lang zu sein. Noch heute sah sie Clara vor sich: Er hatte ein zurechtgestutztes Oberlippenbärtchen, und an seinem Kragen war ein Abzeichen der Militärakademie zu sehen gewesen. Clara schloss die Augen, versuchte, die Erinnerung wegzuschieben. Doch die Stimme ihrer Mutter dröhnte laut in ihrem Kopf, sie dröhnte über die Zeiten hinweg, und das Echo hämmerte wie eine Drohung in ihrem Hirn nach, wieder und wieder: »Das ist Herr Hofrat Moritz Felder. Sag hallo, Engelchen.«

Clara formte die Hände zu einer Schale und legte den Kopf darin ab. Doch es half nichts mehr. Die rote Farbe begann sich wieder in ihrem Kopf auszubreiten. Sie wollte an irgendetwas

Schönes denken, ihre neuen Kleider, ihre Schmuckschatulle, ein Glas Wein – doch es half nichts, der Wahnsinn schwappte über sie.

Es dauerte, bis Clara sich am Fuße des Tisches wiederfand.

Früher

An einem Abend kommt der Stiefvater später heim. Als ihr beim Abendessen sitzt, blickst du reglos dein Fleisch an. Dieses faserige gerötete Ding. Kannst dem Stiefvater nicht ins Gesicht sehen. Dabei hattest du dich doch immer so nach Fleisch gesehnt! Aber jetzt, da es da ist, ist die Angst so groß, dass du einfach nicht essen kannst. Denn das Fleisch hat die rote Farbe aus deinem Kopf. Du betrachtest den Stiefvater, und es kommt dir vor, als würde er jeden Tag brutaler. Erinnere dich an diesen Abend, Clara: Du, beim Essen deinen Teller fixierend, schiebst ein Fleischscheibchen in den Mund, schneidest und kaust. Die Angst kaut mit. Aber das Fleischstück lässt sich nicht schlucken. Du spuckst es wieder aus. Dann schweigst du. Der Stiefvater kann es kaum glauben.

»Schämen muss man sich«, sagt er. »Du undankbares Kind.«

Stille.

Erinnere dich: Die Mutter sieht ihn bemüht lächelnd an. Du starrst weiterhin wortlos auf den Teller.

»Wie auch immer. Iss jetzt dein Fleisch, Clara!«, sagt der Stiefvater.

Er streckt die Hand aus, klopft dir auf den Rücken, dass es wehtut. Du schluckst, starrst weiter auf das faserige Wesen auf dem Teller. Möchtest die Hand mit der Gabel heben, doch sie ist wie gefroren. Du schaust nur und schaust. Die Fische im Wienfluss fallen dir ein, wie sie durch die Wasseroberfläche schimmern. Du siehst Augen. Augen von Fischen und Vögeln, die dich anstieren, und diese Augen sind gut. Sie sind stumm, kommen nicht zu nahe an dich heran wie die der Menschen. Auf einmal hast du eine Mitte, die Angst ist weg, und es formen sich neue Worte in deinen Gedanken. Du schüttelst den Kopf.

»Mein Kind, jetzt iss doch«, drängt nun auch die Mutter.

Ihr Tonfall wird härter. Um die Mundwinkel des Stiefvaters herum zuckt ein schadenfrohes Grinsen auf. Du hebst den Kopf und siehst knapp an dem rot gewordenen Schädel des Stiefvaters vorbei und in die nächste Ecke des Zimmers.

»Ich ess nix, was Augen hat«, flüsterst du dann, und vor dir erscheint das Gesicht des Großvaters, mit dem du so oft die Fische beobachtet hast. Da bricht in dem hageren, ausgemergelten Gesicht des Stiefvaters etwas auseinander. Seine Kieferknochen malmen, treten stark hervor. Dann hebt er die Hand und schlägt dir auf den Kopf. Erinnere dich, Clara. Dir ist klar und leer zumute. Fast so, als würdest du in eine weite Ferne hineinschauen.

»Na, tut das weh?«, schreit er.

Du aber fühlst in dem Moment nichts. Das erschüttert den Stiefvater. Er schlägt noch einmal zu. Aber Clara, erinnere dich: Du musst jetzt erst wieder lernen, dass es wehtut, geschlagen zu werden. Zu oft hat der Stiefvater dich verprügelt. Jetzt ist der Körper nur noch eine Art Schock, ein rotes Loch. Der Körper braucht jetzt länger, bis er fühlt, er rattert nach, rattert hinter sich selbst her. Dass es wehtut, ist später. Dein Atem indes geht rasch, trommelt um die Wette mit dem eigenen Herzschlag, der nicht da ist. Also: schon da, aber nicht da. Ein Loch in der Mitte, um das sich die Welt dreht. Du brauchst jetzt ein Wort, ein Märchen, eine Sprache, um dich wieder zu finden. Schaust nur und schaust. Der Stiefvater ist kurz irritiert, stößt die Mutter, die ihm versöhnlich die Hand auf den Unterarm legen möchte, brüsk von sich. Schlägt noch einmal zu.

»Missraten bist! Krüppelkind!«, zischt er dabei.

Flehend sieht die Mutter ihn an. Du kneifst die Augen zusammen und wartest auf den Tod. Als du sie aber wieder aufschlägst, leuchtet das ganze Haus. Und du trägst ein fremdes Gesicht spazieren. Das einer Triumphierenden.

Der Stiefvater schlägt noch einmal. Du siehst ihm jetzt in die Augen. Es gibt keine Ränder, keine Reste mehr an dir. Du schreist nicht, weinst nicht. Keine Faser in deinem Körper rührt sich. Irgendwann hat jeder Schlag aufgehört nachzuhallen, weißt du inzwischen. Der Stiefvater hat deine Zartheit schon so oft verraten gegen seine Hand. Macht nichts, denkst du. »Ich bin da, Clara!«, sagt eine Stimme in deinem Kopf. Ein neues Ich, eine Art Du, das du dir erschaffen hast. Als Hilfe. Und mit einem Mal ist der Stiefvater eine wütende Wucht, vor der sich fortlaufen lässt. In ein Du hinein. Erinnere dich, Clara: Jetzt bist du Außen. Beobachtest alles und bist dir wie fremd und auf eine neue Art und Weise nahe. Der Stiefvater kann in Wahrheit gar nichts, denkst du. Er hämmert und haut. Das ist alles. Dagegen hast du aber jetzt eine neue Methode. Ja, Clara: Du verlässt deinen Körper. Du bist jenseits dessen, wo es rot ist, Clara, oder? Erinnere dich: Dass dir der Großvater fehlt, ist das Einzige, was du denkst, als du später Blut ausspuckst.

15

Am nächsten Morgen klopfte Felicitas härter und aufgeregter als sonst gegen Johanns Zimmertür. Er öffnete leicht irritiert und blickte in ihre eng beieinanderliegenden, von rötlichen Äderchen durchzogenen Augen, die ihn verzweifelt anblitzten. Wie eine erschütterte Maus sah Felicitas aus, dachte Johann. Ja, Felicitas war eine Maus mit dem Körper einer Schildkröte. Er ertappte sich dabei, wie er grinste, wischte sich jedoch rasch über die Lippen, um seine Erheiterung zu kaschieren.

»Das Schwert … es …«, stammelte Felicitas aufgelöst und sah ihn an, während sie nach Luft schnappte.

Für einen Moment war es still, dann setzte sie erneut an: »Das Schwert ist weg.«

In diesem Augenblick kam auch seine Mutter die Treppen hinauf, und Johann konnte in ihrem Gesicht eine tiefe Erschütterung erkennen.

»Wie kann das sein?«, fragte er.

»Es ist mir ein Rätsel«, sagte seine Mutter, und Johann sah, wie sie ihre faltigen Finger in ihre scharf hervortretenden Schlüsselbeine bohrte. Sie war tatsächlich alt geworden, dachte er, während er sie betrachtete. Und freilich wusste er, dass es hier in Wahrheit nicht um das Schwert ging. Es ging um den Verlust seines Vaters, der für seine Mutter ein Leben lang alles gewesen war. Das Schwert zu verlieren hieß, ihn erneut zu verlieren, hieß, sich erneut dessen bewusst zu werden, dass er nicht mehr in ihrer Welt war. Seine Mutter schien überaus aufgelöst. Johann legte den Arm um ihre mageren Oberarme. Wie schön sie früher in dem langen, drapierten Rock ausgesehen hatte. Noch immer spürte man etwas von ihrem Glanz. Doch seit dem Tod seines Vaters war sie alt und dünn geworden. Johann seufzte und führte seine Mutter ins

Wohnzimmer, wo er sie neben sich auf der Couch platzierte und ihre Hände in seine nahm.

»Ich bin sicher, Clara Löwenberg war es«, zischte es plötzlich aus der Ecke des Zimmers.

Es war Felicitas, die da sprach.

Johann sah auf und fixierte sie kurz. Dann erblickte er eine Gestalt, die gerade den Treppenansatz betreten wollte. Clara! Sie hatte Felicitas' Beschuldigung mit angehört! Er ließ seinen Blick schockiert von Felicitas zu Clara schweifen, der schließlich an Clara haften blieb.

Diese stand da, das Gesicht seltsam dämonisch verzerrt, und starrte ihn an. Auf einmal sah sie nicht mehr so harmlos aus wie sonst. Ob es an dem dämmrigen Licht am Fuße der Treppe lag? Johann wollte etwas sagen, doch da drehte Clara sich rasch um und verschwand. Johann überlegte, ob er ihr folgen sollte. Dann entschied er, erst Felicitas zu maßregeln.

»Wie können Sie bloß so von Frau Löwenberg sprechen?«, herrschte er die Haushälterin an.

»Ja! Das ist nicht sehr höflich. Und außerdem: Wie kommen Sie nur darauf, dass Frau Löwenberg das Schwert entwendet hat?«, fragte indes auch seine Mutter, und ihr Gesicht erschien Johann wie ein welkes, in sich selbst hineingedrehtes Blatt.

»Wer sonst sollte es genommen haben?« Felicitas ging mit buckelnden Schritten auf seine Mutter zu. »Ich sperre jeden Abend ab.«

Stille. Seine Mutter hob eine Hand und nestelte ein wenig an ihrem Haar, das sich strähnchenweise aus dem Knoten gelöst hatte. Felicitas begann sofort, nach dem Haupt ihrer Arbeitgeberin zu tasten und die Frisur in Ordnung zu bringen. Johann betrachtete die beiden eingehend. Eine eingeschworene Gemeinschaft schienen diese beiden Frauen zu sein. Manchmal kam es ihm so vor, als wäre Felicitas die Einzige, die seine Mutter nach dem Tod ihres Mannes noch an sich heranließ.

»Meinen Sie?«, fragte sie natürlich auch sofort.

Johann merkte, wie Wut aus seinem Bauch in die Höhe schwappte und sich als säuerlicher Geschmack in seinem Mund breitmachte. Eifersucht war es!, dachte er grimmig.

»Vielleicht«, murmelte da seine Mutter mit müden, glasigen Augen, »war es nicht so eine gute Idee, sie bei uns einzustellen.«

Da ergriff Johann wütend das Wort. »Was für ein Schwachsinn«, sagte er. »Es ist nichts als Ihre Eifersucht, Felicitas.«

Felicitas' Unterlippe bebte kurz. »Sie meinen, weil sie schön ist und ich nicht?«, sagte sie dann.

Stimmt, dachte Johann. Doch er wusste nicht, was er Felicitas entgegnen sollte, ihr, der Frau, die ihn von Kindesbeinen an begleitet hatte und der er vertraut, die er geschätzt hatte.

»Sehen Sie, Sie antworten nicht, weil es die Wahrheit ist«, entfuhr es Felicitas bitter.

»Was für ein Unsinn!«, rief seine Mutter.

Felicitas ließ von ihren Haaren ab und musterte traurig die Leberflecken auf ihren blassen Händen.

»Es stimmt doch«, fauchte sie dann, nachdem sie sich wieder gefasst hatte, »dass diese Frau mit dem Engelsgesicht Ihnen den Kopf verdreht hat.«

Seine Mutter lachte auf. »Unserem Johann?«, sagte sie und sah ihn an.

Johann schwieg.

»Unserem Johann, der sich nur für Bücher interessiert? Das ist doch Unsinn!«, sagte sie erneut und blickte zur Wand. Als sie die leere Stelle dort, wo das Schwert gehangen hatte, entdeckte, wurde der Ausdruck in ihren Augen wieder sorgenvoll. »Ich bitte Sie, machen Sie sich nicht lächerlich, meine Liebe.« Sie griff nach Felicitas' Hand. »Wichtig ist, dass wir herausfinden, wer das Schwert genommen haben könnte.«

Felicitas biss die Zähne zusammen. »Es war niemand hier außer ihr«, sagte sie.

»Ihr, ihr«, ereiferte sich Johann, dessen Magen nun zu brennen begonnen hatte. »Sie hat einen Namen. Clara Löwenberg heißt sie. Und im Übrigen«, fuhr er fort, »würde ich mir mehr Nächstenliebe erbitten! Diese Frau ist allein mit zwei Kindern und einem verkrüppelten Mann, keiner würde mit ihr tauschen wollen.«

»Da wäre ich mir nicht so sicher«, murrte Felicitas und stand auf. »Wie auch immer. Ich werde nun die Hemden bügeln«, sagte sie, und es klang ein wenig erschöpft. Auch seine Mutter sah müde aus.

Aber die Wut in Johanns Bauch ließ ihm keine Ruhe mehr. »Sie könnten es übrigens auch genommen haben«, sagte er scharf und mit einem wütenden Blick auf Felicitas. Dann verließ er mit lauten Schritten das Wohnzimmer.

Früher

»Trinken!«, sagt die Mutter, später, und steckt den Zahn, der dir aus dem Mund gebrochen ist, rasch in ihren Rock.

»Hilft nicht«, murmelst du, während du noch Blut in das Waschbecken spuckst. Es sprudelt rot, innen und außen. Seltsam: Plötzlich verändert sich etwas im Gesicht der Mutter. Mit einem Mal wirkt sie gütig. Sie legt die Hand an deine rechte Schläfe. Ihre Mundwinkel zucken kurz nach unten.

»Wein ruhig, Liebstes«, flüstert sie.

Du merkst, wie das Loch noch immer in dir hockt. Da ist aber keine Angst mehr, nur noch eine große Leere, und das fühlt sich gut an. Schweigend blickst du in die großen kastanienbraunen Augen der Mutter und schmiegst dich schließlich an ihre weiche Brust. Das hast du lange nicht mehr gemacht, Clara, erinnere dich. Du denkst an den Großvater.

»Ich glaub … ich hab das Weinen verlernt«, sagst du in die dunklen Locken der Mutter hinein.

Sie fährt dir durch das struppige Haar. »Weinen verlernt man nicht«, sagt sie nur.

»Wieso?«

»Hast du jemals wieder das Schwimmen verlernt, als du's konntest?«, meint die Mutter.

Du überlegst.

»Aber hast du nicht einmal gesagt, dass Neugeborene ihre Augen unter Wasser schließen?«

»Ja, und?«, entgegnet die Mutter.

»Und hast du nicht gesagt, dass sie das dann wieder verlernen?«, kommt es aus dir heraus, jetzt, wo du die Worte wiedergefunden hast. Denn hier ist nur die Mutter.

»Immer musst du widersprechen, Clara, oder?«, sagt diese schließlich, doch ein Lächeln huscht über ihr Gesicht. Dann nimmt sie dich an der Hand und kehrt mit dir in die Wohnung zurück. Es ist einer der wenigen zarten Momente zwischen euch, Clara. Erinnere dich!

16

Als Clara an diesem Abend von der Arbeit nach Hause gehen wollte, entschuldigte sich Johann bei ihr für Felicitas' Anschuldigungen. Clara lächelte jedoch nur und verschwand rasch. So hoffte Johann, das Problem sei fürs Erste gelöst. Doch weit gefehlt!

Er und seine Mutter saßen gerade beim Abendessen, als es an der Tür klopfte. Verwirrt legte Felicitas den Schöpfer zurück in die Suppenschüssel, die sie aufgetragen hatte, wischte sich die Hände an der Schürze ab und ging zur Haustür.

»Wer ist es?«, rief Johanns Mutter, deren Blick wie immer gedankenverloren hinter dem Fenster verschwand.

In dem Moment stand auch schon Josef im Türrahmen, begleitet von Felicitas, die das Kind und dann Johann und seine Mutter unsicher betrachtete. Johann jedoch nickte nur lächelnd.

»Ich muss dir was sagen, Johann, aber ich hab Angst«, sagte der Junge schließlich, der aufgebracht aussah.

Johann deutete freundlich auf einen Stuhl. »Setz dich doch zu uns und iss mit uns«, schlug er vor. »Oder sollen wir beide allein ein Gespräch führen, so von Mann zu Mann?«

Er sah, wie der Junge schluckte, während sich seine Schultern ruckartig auf und ab bewegten.

»Nein«, sagte Josef und bemühte sich offensichtlich, tapfer zu sein. »Ich würde es gern vor allen sagen. Es ist wichtig, dass Frau Felicitas und Frau Glücksstein mithören.«

Johanns Mutter klirrte kurz und erschrocken mit dem Besteck, so als befürchte sie, dass etwas Unheilvolles kommen würde. Seltsam, dachte Johann, warum lag nur stets diese Bedrohung in der Luft, seit Familie Löwenberg ihnen gegenüber eingezogen war? Er verscheuchte die dunklen Gedanken und blickte den Jungen an.

»Nun, was hast du uns zu sagen?«, fragte er möglichst aufmunternd.

Josef ging zum Tisch und setzte sich. Dazu musste er ein wenig hüpfen, denn die Stühle waren zu hoch für ihn. Johann merkte, wie in den Zügen seiner Mutter für einen Moment so etwas wie Zärtlichkeit aufflammte.

»Und?«, sagte sie. »Sprich zu uns, kleiner Mann.«

Josef holte tief Luft. »Mama hat heute geweint«, stieß er hervor.

Johann sah, wie Josefs Blick zu flackern begann.

»Hat sie das?«, fragte er.

»Ja.« Josef schluckte und senkte den Blick, sodass Johann seine dichten hellen Wimpern sehen konnte, die das runde Gesicht leicht beschatteten.

Schweigen.

»Und?«, fragte Johanns Mutter schließlich.

»Sie meinte, man habe sie beschuldigt, euer Schwert entwendet zu haben. Und nun muss ich euch etwas sagen.«

Johann blickte ihn an und ahnte bereits, was kommen würde.

»Ich war's«, murmelte Josef und zog den Kopf ein. Beinahe glich er damit ein bisschen der stets gekrümmten, in sich gekehrten Felicitas.

»Du warst was?«, fragte Johann und legte seine Hand auf Josefs Stirn.

»Ich hab das Schwert gestohlen«, sagte Josef leise.

Er schwieg.

»Ich wusste, dass Mutter einige Kisten aus dem Keller holen und in einen Wagen schlichten sollte. Und so stand die Tür offen ...«, fügte er schließlich zerknirscht hinzu.

Es dauerte einen Augenblick, bis jeder im Raum diese Aussage verdaut hatte. Johann war der Erste, der reagierte. Er lächelte.

»Und warum?«, fragte seine Mutter dann, in deren Gesicht sich eine riesige Kerbe gebildet hatte.

»Ich wollte meine Familie damit beschützen«, sagte er.

»Aber wovor denn?«, fragte Johann.

Doch im Grunde wusste er, wie es Josef ging. Dass er sich heimatlos fühlte und dass er eine Bedrohung wahrnahm, die sich durch alle Bereiche seines Lebens zog.

»Bitte verzeiht mir«, sagte Josef nun leise.

In dem Moment seufzte Felicitas tief.

»Mir tut es leid«, sagte sie mit nach unten gezogenen Mundwinkeln, »deine Mutter beschuldigt zu haben.«

Josef nickte. »Holst du mit mir das Schwert, Johann?«, fragte er dann.

Johann nickte freundlich. »Sicher. Aber mach so etwas nicht mehr. Stehlen ist nicht gut, weißt du.«

Josef nickte und brach in Tränen aus. »Nein«, sagte er, »stehlen ist nicht gut. Aber wie kriegt man sonst, was man braucht?«

»Wir alle sind hier, um dich und deine Familie zu beschützen«, sagte Johann, doch er wusste im Grunde selbst, dass er log.

Früher

Erinnere dich, Clara: Als du größer wirst, wird alles besser. Du hast eine Freundin in der Schule, und gemeinsam kann man lachen und an der Donau spazieren gehen. Und du willst lernen, denn die Schrift steht in den Büchern. Und sie haben mit Macht zu tun. Macht schützt vor der roten Farbe, sie befreit dich, hast du gelernt. Die Bücher sind vertraute Landschaften, die du besuchst. Beim Lesen schmeckst du die Wörter. Hebst schließlich den Kopf und wisperst sie. Dann sprichst du sie laut aus. Kaust das O. Es ist, als hätte es einen Ballon gegessen. Dann das E. E wie ernst. Groß und ernst steht auch die Tür deines Zimmers da. Aber zumindest hechelt es nachts nicht mehr dahinter, Clara, oder? Zwar schlägt und berührt dich der Stiefvater jetzt dafür. Aber egal, du kannst ja inzwischen deinen Körper verlassen. Und du willst lernen, damit du einmal eine der Mächtigen sein kannst. So übst du die Buchstaben, immer wieder: Zum Beispiel das A. A wie in Wasser. Das Wasser murmelt an den Ufern der Donau, weißt du noch? In der Kindheit, damals, mit dem Großvater? Du erinnerst dich. Du siehst das Wort an. Du buchstabierst es: W-a-s-s-e-r. Auch da ist ein E drin. Wie in ernst. Oder wie in erwachsen. »Ich heiße Clara!«, sagst du dir, immer wieder, ganz laut. Und du hoffst, dass mit den Worten und dem Lernen die Sicherheit wiederkommt.

17

Als Egon sich an diesem Morgen aufsetzen wollte, begann sich die Welt um ihn herum zu drehen. Er merkte, wie er Mühe hatte, dass ihm die Lider nicht wieder zufielen. Er wollte nach Clara rufen, doch seltsamerweise gehorchte seine Stimme zunächst nicht. Schließlich kam ein Gurgellaut heraus.

»Clara«, drang es aus ihm, und er versuchte, sich aufzurichten.

Schritte waren zu hören.

»Papa!«

Egon drehte den Kopf ein wenig zur Seite. Das Licht stach, es war so hell, dass es wehtat. Für einen Moment schloss er die Augen. Es flackerte hinter seinen Lidern.

»Alles in Ordnung, Papa?«, fragte Josef unsicher und spielte verlegen mit seinen Händen.

Egon öffnete seine Augen wieder und versuchte, zuversichtlich dreinzublicken. »Es geht schon.«

Er winkte den Kleinen zu sich. Josef ging mit leisen Schritten ins Zimmer und setzte sich an den Bettrand.

Wie seltsam, dachte Egon. Mit einem Mal fiel ihm eine unglaublich große Distanz zwischen ihm und dem Sohn auf. Er erinnerte sich, als er das erste Mal seine Hand über dem kahlen Säuglingskopf gewölbt hatte. Der kleine Josef hatte nach Karamell und Milch gerochen, und als Egon seine Züge betrachtet hatte, den zahnlosen Mund, die geschlossenen Augen, war es ihm für einen Augenblick, als schimmerte Claras Gesicht ihm entgegen. Egon hatte sich geschämt für die plötzliche Zartheit, die in ihm hochgeschwappt war. Er hatte den Blick zu Boden gesenkt und mit den Worten »Ich muss auf die Toilette« das Zimmer verlassen. Nun stierte er mit nervös zuckenden Lidern auf die kleinen Hände seines Sohnes, die fahrig die Bettdecke auf und ab strichen. Da drückte es ihn wieder in der Magengegend, so schmerzhaft, dass er unweigerlich aufstöhnen musste. Nein, es ging nicht, dass sein Sohn ihn in so einem erbärmlichen Zustand sah.

»Josef«, stieß er zwischen zusammengebissenen Zähnen hervor, »Josef, bitte hol Clara!«

Unsicher sah Josef ihn an. Seine Augen waren riesig und blau, sie wirkten verschreckt. »Mama ist schon in die Arbeit gegangen«, stotterte das Kind.

In dem Moment tönten trippelnde Schritte am Gang.

»Papa!«

Ein kleiner gelockter Schopf blickte zur Tür herein. Mariechen. Sie schien sich zu freuen, dass Josef sich im elterlichen Zimmer befand, denn das bedeutete für sie, dass auch sie hineinkommen durfte, was eine seltene Ehre war. Normalerweise sah Clara es nicht gern, wenn die Kinder sich in ihrem gemeinsamen Zimmer aufhielten.

»Mariechen«, sagte Egon und versuchte zu lächeln. Da bauschte sich wieder ein Schmerz in seinem Magen auf, begann nun in immer heftigeren Wellen zu pulsieren und zu drücken.

»Bitte«, presste er heraus, »Josef, ruf jemanden. Die Rettung.«

Er streckte seine Hände aus, deren Innenflächen wie verrückt zu schwitzen begonnen hatten. Dann schoben sich helle Pünktchen in sein Bild hinein, ziseliert war auf einmal die Welt, die er wahrnahm, gespickt mit kleinen Flecken.

»Schnell«, kam es noch aus ihm, dann schwappte eine Welle aus Licht über ihn. Der Schmerz schwoll an, er würgte, das Licht stach, dann, jäh, brachen die Krämpfe ab. Er öffnete die Augen. Es war ihm nun, als wäre eine seltsame Ruhe in das Zimmer gestiegen. Er sah die beiden Kinder mit großen verschreckten Augen an seinem Bettrand sitzen und lächelte. Alles bewegte sich mit einem Mal langsamer, so als wäre er in einer Blase. Dann durchfuhr ihn ein Ruck, und das Zimmer war plötzlich nicht mehr jenes, das er mit Clara teilte. Er richtete sich auf und rieb sich die Augen. Tatsächlich – es war jetzt das Zimmer seiner Kindheit! Und auf einmal begannen sich kaleidoskopartig Bilder vor seinem Blick aufzufächern, lappten ineinander, wechselten einander in immer schneller werdendem Tempo ab, begleitet von einem Gefühl unfassbaren Glücks, das ihm das Herz zu sprengen schien: Mutters warme Hände, die drei Birken im Garten, von dessen Rinde er in der Kindheit immer rote Käfer gezupft hatte, Gras unter den Sohlen, breite Hände des Vaters, die Gesichter aller Menschen, die ihn in seinem Leben begleitet hatten, da sah er Clara, rauschend, in einem ihrer weißen Kleider, sah, wie das Hütchen auf ihrem Lockenkopf wippte, während sie ging, sich umdrehte, ihn anlächelte. Ihre kleinen Ohren fielen ihm auf, so wie sie ihm damals aufgefallen waren, als er sie das erste Mal gesehen hatte. Winzige weiße Perlen schimmerten in ihnen. Es schien, als würde Clara ihm winken, ihn zu sich winken. »Folge mir!«, schien ihr Blick zu sagen.

Egon eilte ihr nach, und er sah, wie es vor der Gestalt seiner Frau eigentümlich hell war. Sie schritt in einen tunnelartigen Schlauch hinein, aus dem ein Sog zu ihm drang.

»Ich komme!«, rief er.

Doch Claras Schritte waren schnell, begleitet von einem kecken Kichern. Er begann zu laufen, und das Licht wurde stärker und wärmer. Ihm war, als badete er in Honig. Plötzlich drangen, dumpf und von fern her, Stimmen an sein Ohr.

»Papa!«

Egon drehte sich um und erschauderte. Denn hinter ihm war: nichts. Es schien, als hätte sich eine Tür geschlossen.

»Papa!«

Das musste Josefs Stimme sein, dachte Egon, und für einen Moment zögerte er. Dann drehte er sich um und folgte rasch dem kichernden Lachen Claras, begleitet von dem klackernden Geräusch ihrer Stöckelschuhe, folgte ihr ins Helle hinein.

Früher

Bald, denkst du, würdest du erwachsen werden und sein wie die Mutter. Ob das wohl gut ist?, fragst du dich, Clara. Erinnere dich.

Dann kommt die Stunde, wo die Schule dich nur mehr nervt. Hier gibt es nichts mehr zu holen, begreifst du. Die Tage werden lang, das Geplapper der Lehrer langweilig. Dein Instinkt sagt dir, dass du schon weiter bist. Später werden dir die Lehrer sogar leidtun in ihrer Verzweiflung, ihrer Blauäugigkeit. Jetzt aber ruckelst du bloß unruhig am Tisch herum, sitzt eigentlich nur noch als Körper da. Im Kopf ist es manchmal rot, und dann wieder sind da Worte. Es ist, als gäb es dich zweimal: als Ich und als Du, Clara. Oder?

18

»Ha!«

Johann zuckte erschrocken zusammen und drehte sich hastig um. Er seufzte erleichtert, als er in ein spitzbübisches helles Gesicht blickte. Es war Clara, die gerade in ihrem Dienstmädchenkleid hinter ihm im Wohnzimmer erschienen war.

»Sorgen Sie sich nicht«, wisperte sie und sah ihn an wie eine kleine Elfe, ein Faun oder ein anderes Fabelwesen. »Deine Mutter und Felicitas sind spazieren gegangen.«

Johann nickte und schob das Buch, das er gerade im Begriff gewesen war aus der Glasvitrine zu holen, zurück in das Regal.

»Sie sehen glücklich aus«, sagte er und lächelte.

Clara erwiderte das Lächeln und strich sich eine Strähne hinter das linke Ohr. Wie schön und hell ihr Ohr war, dachte Johann, eine kleine Koralle oder eine Muschel, ja, sogar die Perle war zu finden, sie saß schillernd, klein und weiß in dem Läppchen. Unschuldig sah sie aus, und doch gab sie ihm das Gefühl, am liebsten in sie hineinbeißen zu wollen.

»Ja«, gestand Clara und griff nach seinen Händen.

»Das freut mich«, sagte Johann und erwiderte ihren Händedruck.

Clara nickte. »Die Versicherung hat sich gemeldet. Sie wollen nun doch zahlen.« Sie schloss kurz die Augen, nickte erneut, und ihre Nasenflügel bebten dabei.

Johann seufzte. Sollte er sich freuen? Ja, das sollte er, redete er sich gut zu. Es war für alle das Beste. Clara würde wieder in ihren Alltag zurückkehren können, sie würde wieder bei ihrem Mann sein können, den sie liebte, und bei den Kindern, die ihrer bedurften. Kurz atmete er ein und aus und zwang sich zu einem erneuten Lächeln.

»Das macht auch mich glücklich!«, sagte er also sanft.

»Danke«, erwiderte Clara, und ihre Augen funkelten.

Mit einer zarten Geste schob er sie beiseite.

»So förmlich heute?«, höhnte sie da und stellte sich ihm in den Weg.

Johann seufzte erneut. Sie waren einander seit der Liebesnacht nur noch sporadisch begegnet, und er hatte jede Form von intensivem Kontakt mit Clara vermieden. Das Schuldgefühl lag ihm schwer im Magen. Wenn er an diese engelhafte Frau dachte, schob sich stets der Anblick Egons dazwischen, wie er da lag, das abgetrennte Bein neben sich, zusammengekrümmt am Laubboden, mit verbissenem Blick den Stumpf anstierend, der ihm geblieben war. Nein, es ging nicht. Er konnte nicht. Johann konnte einfach nicht. Wie eine Wand trennte sie diese Erinnerung, dieses Bild stand zwischen ihnen, es war unmöglich, zu Clara zu gelangen. Er sah zu Boden und spürte, dass sie ihn immer noch musterte.

»Sie wollen mich nicht, hab ich recht?«, fragte sie schließlich.

Johann schüttelte den Kopf. »Das ist es nicht.«

»Aber?«

Sie näherte sich ihm, sodass ihr Atem in seinen stieg. Warm und wohlig fühlte es sich an.

»Nun«, sagte Johann leise, »Egon. Er –«

Er spürte, wie Clara ihr Knie zwischen seine Beine zu schieben begann, doch bei dem Wort »Egon« hielt sie abrupt inne und nahm dann wieder eine distanziertere Position ein.

»Verstehe.« Sie nickte.

Johann betrachtete sie. Ihr Gesicht verknitterte sich eigentümlich. War sie enttäuscht? Er wollte etwas Liebes entgegnen, doch aus seiner Kehle kam kein Laut. Clara indes drehte sich um und verließ mit klackernden Schritten das Zimmer, jedoch nicht ohne ihm noch einmal neckisch zugenickt zu haben. Johann ließ sich aufs Sofa sinken und legte schwer atmend den Kopf zwischen die Hände.

Früher

Erinnere dich, Clara: Der Geist ist längst weit fort, in der Stadt, die da draußen tobt mit ihren tausendfältigen Anregungen und Facetten, ihren Theatern, Museen, Buchhandlungen, Universität, Musik. Du verkümmerst innerlich, krümmst dich hier auf dieser verrückten Bank. Du suchst und findest: Stadt heißt die spannende Welt. Sie entfacht eine Art Leidenschaft in dir, allmählich, intuitiv, noch unbewusst. Langsam beginnst du, dich mit dem Außen auseinanderzusetzen. Du willst hinaus, hinaus in die Welt. Hältst es kaum aus auf deinem Hosenboden. Du willst hinaus und das Leben entdecken. Und mächtig, reich und schön sein, Clara. Oder?

19

In den nächsten Wochen schien Ruhe einzukehren. Josef streifte mit seinem Spielzeug durch die Wohnung, ließ des Nachmittags kleine Soldaten über die Wendeltreppen des Hauses hinabfallen und holte sie wieder empor, schichtete sie nebeneinander auf, um dasselbe erneut zu tun. Wie hinter einem Schleier tauchten Bilder auf, manchmal, plötzlich. Sie waren dunkel und kalt, doch sie schienen so weit weg zu sein wie das alte Haus, sodass sie Josef keine Angst mehr machten. Johann war nun da, und er würde die Familie beschützen, dachte er, während er den größten unter den Soldaten einen seiner Kumpanen totschießen ließ. Mariechen schob indes ihren Wagen umher. Josef hörte das Parkett unter den Rädern knacken. Manchmal blieb die Schwester stehen und deutete mit ihren feisten Fingern aus dem Fenster.

»Baum«, sagte sie dann.

»Ja, ja«, murmelte Josef.

Mariechen liebte Bäume, und vor allem schien sie das Wort zu lieben. Josef beobachtete die Kleine verächtlich, wie sie den Oberkörper ein wenig nach vorne schob und dann auf die braune Oberfläche der Stufen zeigte.

»Ja, auch Baum!«, sagte Josef.

Da deutete Mariechen auf ihn: »Baum!«

Josef war für einen Augenblick verwirrt. Dann fiel ihm auf, dass er ein braunes Hemd trug. Er lachte.

»Nein!« Er schüttelte den Kopf und deutete aus dem Fenster. »Baum!«, wiederholte er, zeigte dann auf die Treppe. »Toter Baum!«

Um Mariechen zu erklären, was tot sei, ließ er erneut einen Soldaten den anderen erschießen. »Peng!«, rief Josef und drückte die Augen zusammen.

Aber als Mariechen den Kopf in den Nacken legte, schien

sie nur verwirrt zu sein. Sie holte tief Luft. Josef deutete wieder hinter das Fenster und betrachtete die Blätter, ließ den Blick durch die Baumkrone schweifen: ein verzweigtes Netz in Grün- und Brauntönen, durch dessen Zwischenräume Sonnenlicht hindurchflimmerte. Leicht bewegten sich die Blätter, wippten hin und her. Mariechen beobachtete ihn. Dann zog sie sich die Haube tiefer in die Stirn hinein und schob brabbelnd den Wagen weiter. Ihr Körper ruckelte. Josef aber konnte auf einmal nicht mehr aufhören, die Krone anzustarren, dann den Ast. Tatsächlich war es friedlich und still geworden. Nicht einmal der Vater zeterte mehr. Er saß nur noch stumm am Kamin, mit einem Blick, der nach innen ging. Josef überkam eine seltsame Sehnsucht. Er stand auf und streckte die Hände aus. Dann öffnete er das Fenster. Ein wohliger Geruch strömte ihm entgegen. Das Geräusch eines Raben war zu hören. Das Licht fiel in hellen Stäben durchs Blätterdach. Josef schwieg. Endlich konnte er sich wieder geborgen fühlen!

Früher

Erinnere dich, Clara. Hin und wieder darfst du den Nachbarsjungen von damals besuchen, und es wird mit seinem kleinen Bruder gespielt. Wie jedes Kind spielt er am liebsten mit Glaskugeln. Du machst also mit und lässt ihn gewinnen. Oder du baust mit ihm Zinnsoldaten auf, stellst sie neben Holzhäuser. Was für eine Macht!

Da kann man die farbigen, mit bunten Fenstertupfen bemalten Holzhäuser nebeneinanderbauen, die es in den Spielkästen in Hülle und Fülle gibt, kann Soldaten aller Waffengattungen zwischen ihnen spazieren gehen lassen. Immer baut ihr beide eine Stadt, der Nachbarsjunge und du. Während er wuchernd vorgeht, ordnest du deine Soldaten systematisch in Schlachtreihen an, errichtest Festungsberge und Burgen, baust Stadtmitte, Kern und Peripherie aus. Dann betrachtest du alles aus der Vogelperspektive. Ja, du bist der Gott, der Schöpfer! Clara, du regierst die Welt! Für einen Moment bist du mächtig wie der Stiefvater.

20

Es war am späten Nachmittag, die Mutter arbeitete noch, als aus dem Wohnzimmer ein dumpfer Knall drang. Josef, der eben aus dem Garten gekommen war, horchte auf und lief dann den Parkettboden entlang, ohne sich aus seinen Schuhen geschält zu haben. Er sah sich um: Im Kamin prasselte wie eh das Feuer. Das Weinglas stand auf dem Tischchen neben dem Fauteuil. Allein: Der Körper des Vaters war vornübergekippt!

Josef traute sich zuerst nicht, sich dem Vater, der reglos auf dem Boden lag, zu nähern. Erst nach einigen Sekunden machte er ein paar Schritte – und erschauerte: Der Vater hatte eine Hand seltsam nach außen hin verdreht, was ihm das Aussehen einer Spinne gab. Angewidert schloss Josef die Augen. Ihn grauste vor seinem Vater. Es dauerte einige Momente, bis er sich gefasst hatte. Schließlich sprach es fremd aus ihm:

»Papa?«

Stille.

Mit unsicheren Schritten ging Josef zu dem reglosen Bündel, das da lag. Er griff nach dem Gesicht des Vaters, drehte es in seine Richtung. Er spürte, wie seine Hände schweißig wurden, sein Atem zunehmend stoßweise und ruckartig aus seiner Kehle drang.

»Papa!«, wiederholte er.

Dessen Kinn hing lasch herab, der Mund, aufgerissen zu einem großen Loch, gähnte Josef entgegen. Das Gesicht des Vaters sah auf einmal säuglinghaft aus, wie das des kleinen Mariechens, ohne jegliche Falten oder Kerben. Auch die Schmerzfalten, die sich in der Zeit nach dem Unfall um seinen Mund herum gebildet hatten, waren nicht wiederzufinden. Was Josef jedoch irritierte, war der Teint: Die Farbe der Wangen war nämlich so ganz und gar nicht säuglinghaft, sondern stattdessen von einem dumpfen Blau. Josef betastete das Kinn des Vaters. Die Haut war kalt.

»Papa!«, rief er erneut.

Nichts! Immer wieder nichts, dachte Josef, wie schon in den Tagen nach dem Unfall. Eine blinde Wut durchfuhr ihn, er versuchte krampfhaft, den Kiefer des Vaters mit den Händen zu schließen, vergeblich! Ja: Hart und starr schien das Gebiss zu sein.

»Ich hasse dich!«, schrie Josef und rüttelte am Körper des Vaters.

Der jedoch verzog keine Miene. Sein Ausdruck blieb völlig unverändert.

Da begriff Josef, was nun zu tun war, und seine Hände tasteten nach den Handgelenken des Vaters. Er erinnerte sich, von seiner Mutter einmal gehört zu haben, dass man den Toten den Puls fühlen musste, um zu wissen, ob sie tatsächlich nicht mehr am Leben waren. Josef drückte seine rutschigen, klebrigen Finger an die Adern des Vaters, grub sie in seiner Wut, die dabei war, in Verzweiflung zu kippen, tief in das Fleisch hinein.

»Papa!«

Diesmal kam der Ausdruck tonlos. Josef horchte. Fühlte. Wollte einen Puls finden, einen Rhythmus, ein Zucken, das wiederkehrte. Doch da war nichts. So nass, wie seine Hände waren, so kalt waren die des Vaters. Es war, als hätte sich der Vater um das Gewicht eines Schmetterlings erleichtert. Ja: Er war jetzt nicht mehr der Vater, begriff Josef in diesem Moment. Er war ein fremdes, blau angelaufenes, kindliches Gesicht. Josef hasste, dass es so glatt war. Und so friedlich. Und dass es nun noch weniger konnte, was es auch davor nie imstande gewesen war zu leisten: ihn zu beschützen.

Früher

Erinnere dich, Clara. Es geschieht eines Tages, als ihr wieder miteinander spielt, der Nachbarsjunge, sein kleiner Bruder und du. Jetzt kommt ein neuer Teil des Spieles dazu. Der kleine Bruder des Nachbarsjungen nennt es Zerstörung! Nun gilt es, schnell zu sein: Er feuert mit seinen kleinen Soldaten auf deine, und dann spielt seine Faust Geschoss und reißt die Häuser um, reißt jede von deinen so sorgfältig errichteten Gassen nieder. So schnell kannst du gar nicht schauen, da ist die ganze Stadt vernichtet. Alle Türme und Fenster zerschlagen, alle Bäume entwurzelt, nichts als Zerstörung, Zerstörung nur durch sanfte kleine Kinderhände. Und das ging alles zu schnell, du kannst dich nicht erwehren. Die Stadt des Kleinen indes steht stramm. Chaotisch, aber sie steht.

»Gewonnen«, sagt er.

In deinem Kopf wieder alles rot, tot. Wie brutal diese Männer sind, denkst du! Dabei ist er noch winzig, dieser Junge, und längst nicht so mächtig wie der Stiefvater. Ich werde mich rächen an allen diesen Männern, sagst du dir und willst irgendetwas tun. Aber du bist wie gelähmt. Da ist nur namenlose Stille. Jetzt ruht der Kampf. Und du willst nicht mehr spielen. Denn mit einem Mal hast du begriffen, wie grauenhaft Krieg ist. Und das ganze Leben scheint Krieg zu sein. Erinnere dich, Clara: Da kommt die Angst vor der Spitzhacke in eurer alten Küche wieder. Und rot und schwer ist die Zunge in deinem Mund.

21

Früh pochte es an Johanns Zimmertür. Er rieb sich die Augen, schälte sich langsam aus den Laken und setzte sich am Bettrand auf.

»Herein?«, rief er.

Eine bleiche Felicitas, deren Gesicht noch spitzer aussah als sonst, öffnete die Tür. Ein wenig beschämt ob Johanns Anblick im Nachthemd senkte sie die Lider, doch es schien, als wäre etwas anderes wichtiger, und so ging sie nicht, wie sie es sonst in ihrem Feingefühl stets getan hätte. Johann betrachtete die Haushälterin erstaunt und erkannte, dass Felicitas' Lider bebten. Ihre Unterlippe zitterte, und das Kinn, das trotz ihrer mageren Statur ein Doppelkinn war, wackelte in regelmäßigem Rhythmus mit. Johann begriff sofort, dass etwas Entsetzliches geschehen sein musste.

»Ist mit … mit Mutter alles in Ordnung?«, stammelte er, denn mit einem Mal hatte er den Schlaganfall seines Vaters wieder vor Augen. Ähnlich war die Situation gewesen, als man den Vater auf dem Boden zusammengekrümmt gefunden hatte, kurz nach seinem Anfall. Auch da war Felicitas kreidebleich und hilflos in sein Zimmer gestürmt. Nun jedoch schüttelte sie nur wortlos den Kopf. Schließlich brach es aus ihr heraus, und ihre Stimme klang fast tonlos:

»Egon Löwenberg ist tot«, sagte sie.

Johann, noch immer nicht ganz wach, merkte, wie er fast nach hinten kippte. Für einen Moment wusste er nicht: Sollte er lachen oder weinen? Dann stieß er ein ungläubiges Schnauben aus.

»Was reden Sie!«, sagte er.

Das konnte nicht sein. Was war das nur für ein grausames Schicksal, was für ein Fluch, der über der Familie Löwenberg lag? Johann konnte es kaum begreifen.

Felicitas aber nickte. »Ja. Man hat ihn gefunden. Also – der Sohn hat ihn gefunden.«

Johann schauderte. Um Himmels willen, nun kam auch noch der kleine Josef ins Spiel! Musste das sein? Warum ausgerechnet der Knabe, der ohnedies solche Schwierigkeiten mit seiner Vaterfigur hatte? Johanns Augen wurden feucht. Er atmete schwer.

»Hat er ... denn versucht, sich umzubringen?«, wollte er schließlich wissen.

Felicitas wehrte ab: »Nein.«

Johann begriff nicht. »Was war es dann?«

Felicitas schwieg. Der Kropf wippte; Johann betrachtete angestrengt, wie Felicitas wieder und wieder schluckte, als müsste sie etwas herunterschlucken.

»Ich weiß nicht«, wisperte sie. »Mir ist nur so entsetzlich leid um den Jungen und das kleine Mariechen.«

»Wie, Sie wissen es nicht?«, entgegnete Johann verwirrt. »Was ist die Ursache?«

»Nun, offenbar hatte er ein schwaches Herz, und das Ganze gepaart mit einer Magengrippe ... munkelt man zumindest ...«, sagte Felicitas, und Johann sah, wie sie nervös mit ihren Händen spielte. Sie sprach nicht die volle Wahrheit aus, dachte er. Schließlich kannte er seine gute alte Felicitas nun schon lange genug.

»Nein«, sagte er also laut, denn ihm schwante Übles. »Sag mir, was du vermutest!«

Felicitas wandte den Blick von Johann ab, und auf einmal loderte etwas in ihren Augen.

»Sie ...«, stieß sie hervor, *»sie* war es ...«

Johann stand auf. »Erklären Sie sich!«, rief er. Zwar wusste er genau, worauf die Haushälterin anspielte, doch er wollte es aus ihrem Munde hören.

»Clara Löwenberg hat ihren Mann auf dem Gewissen«, sagte Felicitas nun mit fester Stimme und sah ihn an. Ihm wurde kalt von der züngelnden Eifersucht, die in ihrem Ausdruck lag.

»Das können Sie nicht ernst meinen«, sagte er und schüttelte den Kopf. Dann spürte er, wie Wut in ihm hochkroch. »Clara ist ein Engel!«, rief er aus und schritt geradewegs auf Felicitas zu.

Diese zuckte zusammen. »Was wissen Sie von weiblicher Machenschaft?«, rief sie.

»Machenschaft!«, schrie Johann und lachte höhnisch. »Clara ist eine arme Frau. Was aus Ihnen spricht, ist die pure Eifersucht!«

»Aber –«, wollte Felicitas sich rechtfertigen, doch Johann konnte nicht mehr an sich halten.

»Verlassen Sie mein Zimmer«, sagte er und schirmte mit der Handfläche seinen Blick ab.

Die Tür fiel ins Schloss. Das Geräusch hallte noch lange in Johanns Kopf nach, bevor er fähig war, einen vernünftigen Gedanken zu fassen. Dieser Gedanke bestand aus einem einzigen Wort. Es hieß: Josef!

Früher

Mit der Zeit lernst du also die Sprache der Welt. Dass man mit Worten niemanden erreichen kann, begreifst du mit den Jahren mehr und mehr. Und redest fortan im Atem einer Fremden. Immer wieder wird dir diese Tatsache auch später bewusst sein. Die Sprache ist ein Schatten deiner Gefühle. Manchmal ist dir, wenn du sprichst, als rinne Sand, ähnlich dem am Ufer des Donaustrandes in der Lobau, aus deinem Mund. Du nimmst immer die Hände zu Hilfe, wirkst dadurch wie eine Diva, wie die Freundinnen in der Schule dir sagen. Erinnere dich, Clara: Es ist jedoch eine Hilfe, kein Spiel. Ja: Die Finger wölben sich um die Sprache, umschließen sie kokett. So lernst du, was Konversation heißt. Und der Stiefvater ist ein guter Lehrer für dich. Durch ihn weißt du: Es gilt, alles zu vermeiden, was tabu ist. Das ist zum Beispiel das Geld. Über Geld wird nicht gesprochen; es ist, als hätte es etwas Schändliches an sich. Du lässt es also bleiben. Du fabulierst indes, erfindest Märchen oder gibst einfach nur fuchtelnd deinen Zuhörern recht. So als könnten deine Hände die Worte fassen. Nur im Feuer deiner Bewegung wirst du in Zukunft sprechen können, wenn du unter Menschen bist, Clara, oder? Eine Art Hilfsmittel. Bewegungen, die schön aussehen, obwohl sie dir selbst fremd sind.

Erinnere dich: So sprichst du auch, als du den ersten Schulball besuchen darfst. Viele Mädchen gibt es da, schnatternd und magisch sehen sie aus, und in dir erwachen fremde und tiefe Gefühle. Du gehst bemüht locker durch ein Vorzimmer, aus dem dir bereits der Geruch frischer Blüten entgegenweht. Das fühlt sich an wie Frühling! Und auch in dir ist der Frühling erwacht. Das ist dein erster Ball, und du betrachtest die Knaben mit einem Gefühl, das in dir auflodert. Zum Glück ist es rosig und nicht rot, Clara, oder? Zumindest jetzt noch.

22

Seltsam, dachte Clara, während sie den Grabstein ansah. Da lag ihr Mann also in dieser kalten Erde. Und bald würde sie ihm nachfolgen, oder? Zumindest wünschte sie sich dies jetzt. Sie stand Hand in Hand mit Josef am Grab und blickte ins Leere. Betrachtete ohne jegliches Gefühl die Wiesenblümchen um sich herum.

»Mama, warum ist Papa in der Erde?«, wollte Josef schließlich wissen.

Clara wusste lange nicht, was sie antworten sollte. Dann beugte sie sich nach unten und strich ihm die Haare aus der Stirn.

»Weißt du, der ist jetzt bei den Engeln, dein Papa«, versuchte sie es und zog die Mundwinkel in die Höhe. Die Haut um ihre Wangen spannte. Das Lächeln tat weh und verzerrte ihr Gesicht, merkte Clara, wie eine Maske wölbte es sich gleichsam aus ihr heraus.

Längst war der Rest der Gemeinde verschwunden, nur Clara, Mariechen und Josef standen noch am Grab, vor dem schlichten Stein und den Gräsern, die vereinzelt im Wind wippten, und jeder hing seinen Gedanken nach.

Mein Leben also, sagte sich Clara, das soll es sein. Soll es das gewesen sein? Sie versuchte, sich im Kopf Eckpfeiler zu setzen. Dinge, die sie wusste, die ihr Sicherheit gaben: zwei Kinder. Ein Haus am Rande Wiens. Endlich zur Ruhe kommen. Das Gesicht ihrer Mutter erschien vor ihrem inneren Auge, auf einmal drohend wie das eines Monsters. Auch die Mutter war zu früh gegangen; innerlich, hatte sie in den Fängen eines alten, bösen Stiefvaters und später eines notgeilen älteren Ehemannes zurückgelassen. Das war es also: ihr Leben. Eine Folge von frühen Verlusten, das Aufwachsen in zwielichtigem Milieu, die Suche nach Liebe, Wohlstand, nach schönen Kleidern, der Wärme eines Kamins und dem Gebausche einer von einer Dienstmagd frisch aufgeschüttelten Decke.

Clara seufzte und wandte den Kopf zur Seite. Josef stand immer noch neben ihr. Woran er wohl dachte? Wie fremd er ihr doch war, trotz der Liebe, die sie empfand. Sie beobachtete den Sohn, der in den letzten Tagen gewachsen zu sein schien. Das Alter, sagte sie sich. Da sahen die Kinder doch jeden Tag anders aus! Früher war Josef ein kleiner, aber stattlicher Knirps mit feisten Wangen gewesen, nun war er ein schlanker Knabe mit Ringen unter den Augen, aus denen er sie traurig ansah.

Clara lächelte gezwungen. Dann blickte sie ihre Hände an. Ihre Hände waren von jeher alt gewesen, fand sie. Kein Wunder: Kam sie doch aus ärmlichsten Verhältnissen und hatte früh die Härte des Lebens kennengelernt. Bald würde ihr Körper sich selbst verbraucht haben. Sie würde hin und wieder mit Männern in die Oper gehen, Wasser in Töpfen erhitzen, Hemden bügeln und ihren Kindern Gutenachtmärchen vorlesen oder »Kiwitt, kiwitt« vorsingen, bis sie groß geworden sein würden. Das war es also alles, dachte sie. Konnte das alles gewesen sein? Sie schloss die Augen und öffnete sie wieder. Da durchzuckte es sie, das Bild, das sie in der letzten Zeit so oft heimgesucht hatte: ein seltsames Flackern vor ihren Augen, eine Art Feuer. Clara atmete tief ein und aus und versuchte sich zu beruhigen.

»Glaubst du an den Himmel?«, fragte da Josef.

»Ich weiß nicht«, murmelte Clara, hatte Angst, etwas Falsches zu sagen.

Josef schwieg.

Da beeilte sie sich zu antworten: »Doch, mein Kleiner!«

Stille.

»Und du?«, fragte sie, der es mit einem Mal bange war.

Josef sah sie für einen Moment an. Dann schüttelte er den Kopf.

»Nein«, meinte er hart.

Clara drückte seine Hand sehr fest. »Hauptsache, du bist da«, entgegnete sie dann mit einem naiven, bemüht wahrhaftigen Unterton. Sie merkte, wie ihre Augen feucht wurden. Ihr Mann würde fehlen, dachte sie. Auch wenn er zuletzt eine Last gewesen war, so würde sein Tod doch einen Riss in ihrem Leben hinterlassen, der sich nicht schließen lassen würde.

Früher

Erinnere dich, Clara: Aber du hast auch eine neue Strategie, dich von deiner Abgeschiedenheit zu heilen: Dann greifst du nach einem der alten Bücher vom Großvater. Du liest. Du kriechst dann förmlich in die Geschichten hinein. Versteckst dich heimlich. Die Angst wird immer mehr durch das Lesen ersetzt. Und die Märchen helfen immer noch, denn sie erinnern an den Großvater. Immer wenn du genug gelesen hast, dann versuchst du zu schlafen. Seltsam gesättigt und zufrieden ist dann das Hirn. Im Bett bist du stillgelegt, Clara, auf dich selbst reduziert, und du möchtest dann nichts als schlafen. Groß ist die Müdigkeit. Du gehörst dann nur dir selbst. Genügst dir so, in dir ruhend. Da braucht es kein Außen mehr. Du impfst dich mit Träumen, Märchen und herrlichen inneren Bildern. Dann ist es fast, als sage etwas »Ich« in dir.

23

Kaum verließ der Zug die Stadt, merkte Johann bereits, wie sich in ihm alles ein wenig beruhigte. Die Landschaft verlief zunächst hügeliger, wurde dann flacher, und die Weinberge, die sanft abfielen, verwandelten sich in eine schilfige, wild wuchernde Ebene. Alles würde gut werden, dachte er und atmete tief ein und aus. Die erwachende Landschaft, die sich rechts und links von ihm aufzufalten begann, erfreute seine Augen und versetzte seinen Körper in einen Zustand tiefer Entspannung. Auch tat es ihm überaus wohl, allein zu sein, wie er merkte. Er würde viel Zeit mit dem ptolemäischen Weltbild verbringen, über das er endlich seinen Artikel zu schreiben hatte.

Seltsam, dachte er, wie sich alles verändert hatte im Laufe der Jahrhunderte und was für einen Rückschritt Ptolemäus eigentlich gemacht hatte. Lange hatten die unterschiedlichsten Völker, von den Babyloniern über die Ägypter bis hin zu den Griechen, an dem Bild einer runden Welt festgehalten. In vielen Mythen bereits kam die Idee eines Welteis vor. Johann lächelte und dachte dabei an Clara und ihre Brüste, denn das Ei war für ihn etwas Urweibliches. Nein, er wollte doch aufhören, an sie zu denken! Sie war der Grund allen Übels, der Grund seiner Schuld, die ihn nun verfolgte. Bis in die Träume kroch ihm das Bild Egons nach, nie wieder würde sein Kopf frei sein von der zwanghaften Erinnerung an diesen Mann, der nun tot war und dem er in seinem besinnungslosen Egoismus die Frau genommen hatte.

Verärgert fuhr Johann sich durchs Haar. Das Leben wird wieder wie früher, versuchte er sich zu beruhigen. Die Menschheit würde nicht an seinen Schuldgefühlen zerbrechen. Die Erde blieb rund, die Mythen alter Völker würden auch noch in Hunderten von Jahren in ihrer Schönheit erstrahlen.

Er ließ seinen Blick schweifen und versank innerlich mehr und mehr in der Landschaft, die sich vor ihm zu wölben begann. Wölben, ja. Das Runde war gut und gesund, dachte er, und schon wieder: Clara. Er hatte noch nie eine Frau auf diese Art und Weise geliebt, dachte er und merkte, wie es ihm wieder einen Stich in die Brust versetzte.

»Du solltest wirklich einmal ausgehen«, hatte seine Mutter ihn gemahnt.

»Vergraben Sie Ihre Nase nicht immer in Büchern! Treffen Sie auch einmal ein paar Frauen«, hatte Felicitas genörgelt, und Johann hatte nur erwidert: »Ich interessiere mich aber nur für Bücher.«

Freilich, es gab gewisse Bedürfnisse. Hin und wieder nahm ein Kollege von ihm ihn zu den leichten Mädchen mit. Freudenmädchen, und Freude, ja, die machten sie, erinnerte sich Johann, auch ihm. Das Etablissement wurde in der Bischofgasse im 1. Bezirk betrieben, von einer sehr voluminösen Frau, deren Bauch bebte und deren Unterkinn wackelte, wenn sie lachte. »Die Kuppler-Resi« nannte man sie im Volksmund. Sie betrieb als Scheingeschäft einen Blumenladen am Getreidemarkt, und Johann musste lächeln, als er sich bei dem Gedanken ertappte, dass auch die schönen Frauen doch in Wahrheit nichts als Blumen waren. Da gab es Frufru, deren Haar ihr gelockt in die Stirn fiel und deren Augen katzenartig blickten, und Lola mit den Netzstrümpfen und den schönen Beinen, die ihn an eine Gazelle erinnerten. Dennoch war Johann sich stets, wenn er mit diesen Frauen geschlafen hatte, fremd geblieben. Danach fühlte er sich wie nach einer warmen Mahlzeit oder einem erholsamen Schlaf, aber jenseits dessen hatte er nichts empfunden.

Er seufzte und rieb sich das Gesicht. Warum gab es keinen Knopf für die Liebe, mit dem man sie einfach abdrehen konnte? Was war sie nur für ein Mysterium? Was er getan hatte, war nicht richtig gewesen, und er war sich dessen bewusst. Er hatte mit einer Frau geschlafen, deren Gatte kurz danach sein Leben ließ! Egons Bild tauchte vor seinem inneren Auge auf, der Rollstuhl, das Knarren der Räder, der Blick, der nach innen kippte, wenn er an einem Weinglas nippte … Wie eine zwanghafte Vorstellung eilte dieses Bild hinter Johann her und hielt ihm seine Schuld vor Augen. Ja, überlegte Johann, eine Auszeit würde ihm wirklich guttun. Er musste klare Gedanken fassen, das war einfach notwendig. Ja.

Früher

Erinnere dich, Clara: Abends wird dir oft sehr bang. Dass da nichts ist, was dich beschützt, denkst du. Und das Rot heißt Zukunft und wird unerträglich.

»Spring aus uns!«, rufen die Fenster der Villa, und mit dem Wunsch zu springen geht eine enorme Angst davor einher. Das sind also wieder die Gespenster der Nacht, die das geräumige Haus gerufen hat, weißt du jetzt. Und hast Angst. Du möchtest nach dem Leben greifen, endlich. Aber egal, was du tust: Alles weicht vor dir zurück. Bleibt fremd. Du hast keine Sprache, du siehst dich selbst von außen an. Rot wuchert die Angst im bösartigen Haus.

24

Vielleicht, dachte Johann, waren Landschaften auch so etwas wie Wesen; möglicherweise sogar höhere Wesen als Menschen? Jedenfalls kam es ihm so vor, als er schon wenig später durch die gefurchte Berggegend schritt. Es tröstete ihn, dass diese wunderbaren Hügel noch existieren würden, wenn es ihn selbst längst nicht mehr gab. Er atmete tief ein und aus, während er ging. Nichts war übrig geblieben von seinem Leben außer Scherben, dachte er. Er versuchte sich vor Augen zu rufen, wie viel Schönes er erlebt hatte, hier, in den unzähligen Sommern seiner Kindheit, mit Vater und Mutter. Aber das alles nützte nichts mehr. Die Welt war ihm fern und fremd geworden, erinnerte nur noch an ein vergangenes Leuchten. Johann betrachtete alles wie in einem Traum: die geschlängelten Straßen, die auf den Gipfel hinaufführten, das Gebüsch. Aber es kam ihm vor, als wäre er jetzt ein anderer Mensch. Und auch die Erinnerungen seiner Kindheit erschienen ihm mit einem Mal wie etwas, das nicht mehr zu ihm gehörte.

Egal, dachte er, jedenfalls war es gut, dass er die Stadt hinter sich gelassen hatte. Dennoch: Der Riss in seinem Herzen war groß. Herzversagen, hatte man gesagt. Claras Mann sei an Herzversagen gestorben. Und insgeheim, so wusste Johann, war er daran schuld. Er hatte mit Clara geschlafen, hatte dazu beigetragen, dass Egon, dem schon ein kaputter Körper zusetzte, nun auch noch auf der Seele herumgetrampelt worden war. Dabei, sagte sich Johann, hatten Egon und Clara doch so wenig gemeinsam gehabt! Nicht einmal gleichen Alters waren sie gewesen.

Doch was er auch tat: Es gelang ihm nicht, sich vor sich selbst zu rechtfertigen. Die Schuld lag ihm schwer im Magen, drückte gegen seinen Atem, pulsierte in Wellenbergen und -tälern in seinem Bauch und schnürte ihm die Kehle zu. Und das Schlimmste war: Er konnte nichts mehr rückgängig machen.

Johann ging schnell und schneller, als müsse er ein tiefes Gefühl der Verzweiflung abschütteln, in den Bergen liegen lassen, zu seiner Herberge. Er reckte den Kopf in den Wind. Ob ein Sturm seine kreisenden Gedanken forttragen konnte? Ob es eine Möglichkeit gäbe, dass der Horizont, der sich so rotgolden vor ihm auffächerte, seinen Schmerz in sich aufnahm, ihn verschluckte und bis zu den Wolken trug?

Wie seltsam diese Welt war, dachte Johann, als er ruckartig stehen blieb und von der ersten Anhöhe aus hinab ins Tal schaute. Klein wie Ameisen kamen die Menschen ihm aus dieser Perspektive hier vor. Und doch war es ihnen nicht möglich, ihren Gegebenheiten und Bedingungen zu entkommen. Johann seufzte. Wieder wurde ihm eines bewusst: Ja, eine Gegebenheit war nun einmal, dass er Clara liebte. Immer noch und mehr denn je. Wie sollte es ihm nur jemals gelingen, mit ihr seinen Frieden zu machen? Doch mit dem Ausdruck eines Dämons blickte Egon ihn aus Claras Gesicht heraus an, wenn er an ihre Augen, ihre Lippen dachte. Und noch ein drittes Bild schob sich dann aus Johanns innerer Wahrnehmung heraus: das Antlitz Josefs. Dieses Kindergesicht, das hilflos und zornig wirkte, erinnerte ihn an sein eigenes. Als sein Vater gestorben war, war eine Welt zusammengebrochen, obgleich er damals um so vieles älter gewesen war als Josef heute.

Johann wandte die Augen vom Himmel und starrte lange ins Leere. Er hatte das Glück eines Kindes auf dem Gewissen, dachte er, während er spürte, dass ihm schwindelig wurde. Mit zitternden Händen setzte er sich auf einen Stein und blickte stumm in den Abgrund.

Früher

Oft schlenderst du durch die Straßen des Wiener Bezirks, anstatt in die Schule zu gehen. Als gäbe es da eine Antwort auf die Frage, wer du selbst bist. Du liebst die Kaffeehäuser, weil sie voller Sehnsüchte und Träume sind und von der weiten Welt erzählen. Gern hast du das Café Griensteidl, in dem ihr auch mit dem mächtigen Mann wart, damals, vor vielen Jahren, Clara, erinnerst du dich? Da spielt die schöne Anna immer Klavier. Sie hat eine hochgesteckte Turmfrisur, und glitzernde Steinchen baumeln ihr an den Ohren. Angeblich stammt sie aus einer Familie, die früher reich gewesen ist, erzählt man dir einmal. Oft kommst du erst spät nach Hause zurück, und daheim wütet meist der Stiefvater. Wie hart ist seine Stimme, die hier schimpft. Du indes, Clara, erinnere dich: Du lächelst, allem fremd, auch seinem Gezeter. Machst gute Miene zu bösem Spiel. Irgendwann werde ich stark sein!, denkst du. Irgendwann werde ich zu den Reichen und Mächtigen gehören! Oder?

25

So kehrte Johann in einer der Herbergen ein und begann, in seiner Kammer zu arbeiten. Als es Nacht wurde, klopfte es plötzlich an der Tür. Er öffnete erstaunt, die Wirtin vermutend – und ein Schauer durchlief ihn. Auf dem Korridor stand, fremd wie eine einem Traum entflohene Engelserscheinung: Clara. Johann war nicht fähig, die richtigen Worte zu finden. Für einen Moment schwieg er. Dann aber platzte endlich die eine wichtige Frage aus ihm heraus, die er sich in den letzten Tagen so oft gestellt hatte.

»Liebst du mich?«

Claras Lippen bebten. »Ich liebe dich.«

»Ich liebe dich«, antwortete Johann.

Und da war auf einmal ihr Gesicht, das vor seinen Augen verschwamm.

Clara streckte ihre Hand aus. Johann tat es ihr gleich, ohne nachzudenken. Ihre Handflächen berührten einander lange Zeit nicht. Alles geschah wie unter Wasser, unendlich langsam und bedacht. Der Kerzenschein zitterte kurz auf. Johann selbst zuckte auch auf, gleichzeitig mit dem Aufzucken der Flammen. Er wusste nicht mehr, wo seine Grenze begann und wann die Handinnenflächen ineinandergewandert waren. So still war es, dass er sich nicht einmal traute zu atmen.

»Es geht mir schlecht«, flüsterte Clara.

»Ja, ich weiß«, wisperte er.

Wäre es nicht besser, Clara wegzuschicken? Doch Johann konnte einfach keinen klaren Gedanken fassen. Das Hämmern seines Hirns übertönte das Grillengezirpe und Gräserrauschen, das aus dem Fenster zu ihnen hereindrang.

»Lass mich«, wollte er sagen. Aber die Zungenspitze rührte sich nicht.

»Ich liebe dich«, sagte Clara erneut, und sein Kopf vollführte nur ein Nicken. Wieder und wieder. Er nickte und nickte. Dann strich er ihr das Haar hinter die Schultern.

»Leg dich hin«, flüsterte er und war sich plötzlich selbst seltsam fremd.

In dieser Fremdheit aber lag großes Glück. Und Clara tat es. Sein eigener Körper bewegte sich von selbst. Auf dem Bett berührte er ihre Scham. Betrachtete ihr engelhaftes Gesicht. Ihre Nasenflügel bebten. Ihr Gesicht lag vor ihm. Ganz nahe, groß. Johann fror. Er blickte ihr auf die Brüste, knöpfte ihr Kleid auf.

Seine Lippen pressten sich gegen die ihren. Ein Geschmack nach Sommer und Geräuchertem. Eine alte Erinnerung stieg in Johann hoch, und mit einem Mal gehörte die Berglandschaft wieder ihm, die Geschichte wieder ihm, es war wieder sein Leben, das hier mit ihm im Zimmer lag. Dann blieb die Zeit stehen und mit ihr die Angst. Der Atem kam und ging in Wellen, und ein Gefühl des Friedens schwappte über Johann. Wie leicht es ist, mit Clara zu sein, einfach mit ihr da zu sein, dachte er. Sie lagen lange so, bevor sie sich liebten, zögerlicher diesmal, verletzlicher und tiefer.

Arm in Arm schliefen sie ein. Johann wachte des Nachts immer wieder auf und wölbte seine Hand um ihren weichen Bauch. Fühlte dessen Wärme. Wie er sich hob und senkte. Das, dachte Johann, war also Glück.

Früher

Du erinnerst dich, Clara: Eines Abends besuchst du einen Ball mit deiner Familie und der Freundin Maria. Wie herrlich glänzend diese Welt doch ist! Sie betört, oder? Da riecht es nach Speisen aus der Küche heraus, riecht es nach dem Schweiß der jungen Männer, der fremd und magisch lockt. Die Möbel hat der Hausbesitzer an die Wände gerückt, sodass eine offene

Atmosphäre entstanden ist. Auch einige Eltern sind gekommen: Viele der Väter tragen Ordensbändchen, darauf sind sie stolz, weißt du, aber du und Maria, ihr lacht nur darüber. Dieser hohe akademische Adelsstil, diese Fräcke stimmen euch immer heiter.

»Schau, da ist noch ein Pinguin!«, wispert Maria dir zu, und ihr kichert, während eure Augen im Grunde nur zu den Jungen hinfliegen, die es hier zu sehen gibt. Fesche Burschen sind das, doch es scheint kaum möglich, einen Blick von ihnen zu erhaschen. Sie sehen stolz und verächtlich ins Leere. Manch einer unter ihnen hat das Haar noch lose fallend über den Schultern, die älteren jedoch tragen es bereits kurz und ordentlich. Du erinnerst dich: die schöne Schleife in deinem Haar, deine Bewegungen, die Geschmeidigkeit im Gang, die du geübt hast. Genau wie das Wippen. Und du hast dir ein Lachen angelernt, das kitzeln soll. Es soll die Knaben aufstacheln, genau wie dein heller Teint. Noch hast du es nicht nötig, Falten zu überdecken, brauchst keine Tuschestifte. Deine Haut springt auf wie eine Blüte, sie ist hell und weich, als wäre sie Flaum, die Haut deiner Hände ist glatt und riecht nach sanftem Bad aus Rosenwasser. Denn das bekommt die Mutter jetzt von dem Stiefvater, und manchmal borgt sie es dir. Auch deine Nägel schimmern edel, sind kleine Perlen, erinnern an die Muscheln in fernen Meeren und mehr noch an deren Inhalt. Spitzenkrausen und duftiges Seidenzeug schmiegt sich in Form von Kleidung an dich und verhüllt, was – das hast du früh gelernt – jeder Mann als anziehend empfindet.

Die Speisen, die man hier reicht, sind üppig wie der Strom an Geplauder, der von Mund zu Mund strömt, gleichsam fließend, flirrend, kitzlig. Da kichern junge Mädchen, da wird Konversation betrieben. Und die Trunkenheit nimmt immer mehr zu.

»Und, wie seh ich aus?«, will ein feister Junge, der mit einer Rose im Knopfloch zu dir torkelt, wissen.

»Grandios!«, lügst du.

»Nahezu adelig!«, scherzt nun auch Maria, die viel größer ist als du und mit langen, schlenkrigen Armen an der Kommode lehnt. »Und, welcher der Knaben gefällt dir am besten?«, wispert sie dann nahe an deinem Ohr.

»Der Stefan freilich«, entgegnest du dann, bemüht laut und selbstbewusst.

Erinnere dich, Clara: Du sagst es eigentlich bloß, weil er der Reichste ist und der Mächtigste. Oder?

»Na dann!«, sagt Maria lachend, fasst dich am Arm und zieht dich zu ihm hin.

Du willst dich herauswinden, doch es hilft nichts. Du musst nach dem Arm tasten, schließlich ist es schon nach Mitternacht, hier tanzt man nun mal, auch wenn man von Vätern und Müttern bewacht wird. Mitspielen musst du, weißt du, und du lächelst ihnen zu. Es ist ein Lächeln, das schmerzt. Es bleibt in deinem Gesicht stehen, kalt und hart wie ein Felsen. Kurz ist alles rot. Dann kippst du ins Leere, verschwindest aus Raum und Zeit. War doch gar nicht so schwer, denkst du später, Clara. Oder?

26

Clara betrachtete sich lange im Spiegel und dachte dabei nach. Stimmte es denn, was Johann gesagt hatte? Dass in ihrem Gesicht viele unterschiedliche Gesichter lagen? Sie fixierte kurz ihre Hände, die ihr mit einem Mal wieder fremd, klein und zerbrechlich erschienen, und presste sie dann gegen die Schläfen. Um die Augen und den linken Mundwinkel hatten sich erste kleine Falten gebildet, erst in den letzten drei Jahren. Weder Lach- noch Trauerfalten, dachte Clara, nein, es waren einfach Falten der Härte. Aber wie hätte sie denn nicht hart werden sollen, nach allem, was sie erlebt hatte, überlegte sie weiter, während sie den Schemel unter sich zog, ein Bein über das andere legte und an ihrer Ledertasche zu nesteln begann. Die Tasche war teuer gewesen, damals. Sie hatte mit Egon gewettet, wie stets, sie wusste selbst nicht mehr, worum es gegangen war, wusste jedoch noch mit Bestimmtheit, dass sie recht gehabt hatte, wie immer. Die Wettspiele waren ein Trick von ihr gewesen; denn Egon hatte es geliebt, zu spielen, und sie hatte es geliebt, wenn er ihr teure Kleider, duftende Parfums, schillernde Perlenohrringe oder andere Dinge kaufte, denn Besitz gab ihr das Gefühl von Sicherheit. Nun war die Tasche ausgeleiert und ein wenig schmutzig, ähnlich wie der tote Egon in seinem Grab, dachte Clara und lächelte bitter – sie wusste selbst nicht, warum.

Sie kramte nach der Wimperntusche und begann, ihre dünnen hellen Wimpern zu schwärzen, einige Male, den Schwung zu wiederholen und ihm Kontur zu geben. Das sah schon besser aus, fand sie. Clara kniff sich in die Wangen. Dann Rouge und Puder, denn die Härte musste überdeckt werden und die Falten. Auch ihre Blässe, so nobel sie manchen Menschen erscheinen mochte, gefiel Clara selbst nicht besonders gut. Leiche, dachte sie, während sie ihren Wangen eine leichte rote

Färbung verlieh, die einen Hauch von sommerlicher Rosigkeit vermitteln sollte. Sie prüfte ihr Antlitz im Spiegel und nickte sich dann selbst zu. Nun fehlte nur noch der Lippenstift. Ein knalliges Rot, das in starkem Kontrast stand zu ihrem blonden Typ. Es nahm ihr die Unscheinbarkeit. Sie formte ihre Lippen zu einem Schmollmund und zog vorsichtig ihre Konturen nach.

Früher hatte ihr Mund viel runder, ja herzförmiger ausgesehen, dachte sie skeptisch. In den letzten Jahren war er zu einem Strich verkümmert. Ja, ihr Mund hatte nun etwas von Verbitterung und Alter angenommen. Sie seufzte und malte mit der roten Farbe dezent über die Ränder der Lippen hinaus, damit sie voller erschienen. Da wehte ihr ein Lufthauch um die Beine. Die Tür zum Bad öffnete sich.

»Guten Morgen!«

Clara lächelte. Nackt, nur mit einem bescheidenen Handtuch um die Hüften geschlungen, stand Johann da. Sie sah ihn an, legte den Lippenstift ab, ließ die Tasche, die sie immer noch mit der linken Hand umklammert gehalten hatte, los und zur Seite kippen. Mit ausgestreckten Armen empfing sie Johann, dessen Körper für einen Mann relativ klein und zart war.

»Wirst du denn noch Brusthaare bekommen?«, flüsterte Clara und küsste kurz seine kleinen dunkelrosigen Brustwarzen.

Er lächelte verlegen. »Gefällt es dir nicht?«

Clara fuhr ihm zärtlich durchs Haar. »Dummerchen«, sagte sie sanft.

Er indes sah ihre Lippen an. »Gleich verwische ich dein ganzes Rot.«

»Tu das«, entgegnete Clara. »Mach mich überall im Gesicht rot.«

Johann umfasste ihren Kopf und wollte sie bereits wieder an sich heranziehen, da wies sie ihn neckisch ab.

»Aber erst nach dem Frühstück.« Clara wusste, dass es gut

war, Männer immer auf einer gewissen Distanz zu halten. Sie durften sich nie zu sicher fühlen.

Johann seufzte. Dann glitt sein Blick ab, und er betrachtete Claras Utensilien.

Clara drehte den Kopf und sah, dass sich der Inhalt ihrer Tasche auf der Anrichte unter dem Spiegel verstreut hatte.

»Rattengift«, stellte Johann fest, für einen Moment irritiert. »Für alle Fälle, oder?«, sagte er dann aber lachend, küsste ihr die Stirn und verließ singend das Zimmer, nicht ohne hinzuzufügen: »Nach dem Frühstück entkommt mir dein Mund nicht.«

Rasch stand Clara auf. Ihre Finger zitterten leicht, als sie ihre Sachen wieder in die Tasche räumte, das Rattengift ganz unten. Sie musste vorsichtiger sein, die Liebe umnebelte ihr den Kopf.

Früher

Erinnere dich, Clara: Du liegst jetzt oft schlaflos da. Wenn es dunkel wird, schreit der Himmel hinterm Fenster »Meine Mutter, die mich schlacht'«, das Haus ist wieder ein Monster, es knarrt und lebt, und du hast immer noch und immer wieder diese namenlose Angst. Aus der Wand dringt Kälte. Seit Jahren schon ist der Stiefvater der Wichtigste in diesem Haus. Er brodelt, rot, er bedroht dich. Immer im Hintergrund. Fremd kommen dir die Mutter und der Stiefvater da vor, und davon wird deine Traurigkeit groß. Aber was soll es? Du kennst dich doch selber nicht, Clara! Sprichst dich als Du an. Und das schon seit Jahren! Oder? »Ich bin Clara«, wisperst du, wieder und wieder, doch es hilft nichts. Und du versuchst, von der Mutter zu lernen: So viel schlauer ist sie, so viel geschickter als du selbst! Sie weiß, wie man mit den Mächtigen spielen muss, oder? Erinnere dich, Clara: Viel überlegst du in jenen Nächten, in denen du erwachsen wirst. Wie es wohl weitergehen wird? Du musst lernen zu werden wie die Mutter. Übst weiterhin brav, mit den Menschen und Dingen zu spielen. Doch es entgleitet dir, immer wieder. Dann kippst du in ein rotes Loch, in dem es namenlos lodert.

Clara!

Clara?

27

Es war Mittag, als Johann Clara zur Tür geleitete. Er lächelte sie an, bevor er ihr in die Kutsche half und ihren Schal ein wenig enger um ihren schwanenähnlichen Hals wickelte. Ihr Antlitz jedoch schien sich seltsam zu verdunkeln.

»Ist alles in Ordnung?«, wollte Johann wissen.

»Aber ja«, antwortete Clara, doch ihre Lippen waren blutleer, das Gesicht sah seltsam grau und alt aus.

Johann sah sich um und nahm aus den Augenwinkeln die Gestalt eines jungen Mannes wahr, der an ihnen vorbeigeeilt war. Vermutlich hatte er sie an Egon erinnert, dachte Johann, und mit einem Mal war es wieder dunkel in seinem Kopf.

»Nun«, sagte Clara hastig, ihre Hand aus seiner lösend, während sie sich auf den ledernen Sitz der Kutsche sinken ließ, die sie zum Bahnhof bringen würde, »hab es gut, mein Schöner!«

Mit diesen Worten schloss sie die Tür. Die Kutsche fuhr davon. Johann brauchte einige Minuten, ehe er sich gesammelt hatte. Plötzlich kam er sich nackt vor. Nackt und hilflos. Eben noch war er in die Wärme ihres Körpers eingewickelt gewesen, und nun stand er wieder allein da, mit seinen Erinnerungen und einem seltsamen Gefühl seelischer Fremdheit Clara gegenüber.

Langsam drehte er sich um und ging zurück in Richtung Herberge. Als er die Stube des Gasthofs betrat, kam ihm ein junger Mann mit schönem, fast edel anmutendem Gesicht entgegen. Seine Lippen waren wohlgeformt und der Mund herzförmig; er sah jung aus, und die etwas tief liegenden Augen verliehen ihm ein melancholisches und gleichsam adeliges Aussehen.

»Ich will Ihnen nicht zu nahe treten«, begann der junge Mann, »doch ich … ich würde Sie gern …«

Er geriet ins Stottern. Johann blickte ihn freundlich und aufmunternd an.

»Nur heraus mit der Sprache!«, sagte er und bemühte sich, fröhlich und unbekümmert zu scherzen.

Der junge Mann seufzte. »Wollen wir etwas trinken?«, fragte er dann.

Erstaunt nickte Johann und deutete auf eines der kleinen Tischchen. Sein Gegenüber lächelte erleichtert und winkte der Wirtin, die rasch auch mit zwei Bier erschien.

»Das geht auf meine Rechnung«, sagte der junge Mann und nahm, nachdem er Johann zugeprostet hatte, einen großen Schluck. Dann seufzte er wieder und wischte sich ein wenig Schaum von den Lippen.

»Erlauben Sie mir eine Frage.«

»Aber ja!«, entgegnete Johann erstaunt.

»Woher kennen Sie diese Frau?«

Für einen Moment schwieg Johann irritiert. »Was geht Sie das denn an?«, erwiderte er dann.

»Sie haben recht, es geht mich nichts an. Im Grunde. Jedoch ...« Der junge Mann schwieg eine Weile. »Nun, wissen Sie, ich hatte eine kleine ... Affäre mit Clara. Ich muss wohl auch der Grund gewesen sein, warum sie unseren Bezirk verließ.«

Da durchfuhr es Johann kalt. Der Student! Der, von dem immer so bedrohlich die Rede gewesen war!

»Und ... mich plagt seit Langem ein schlechtes Gewissen«, fuhr dieser indes, seine Reaktion kaum wahrnehmend, fort und nahm erneut einen großen Schluck. »Vielleicht kann ich bei Ihnen mein Herz erleichtern? Es ist so: Sie hatte mir unter Alkoholeinfluss einmal gestanden, ihren ersten Mann ... mit ...«

Johann sah ihn an. Der junge Kerl wirkte auf einmal aufgebracht.

»Ihre erste Ehe ... die war von ihrer Mutter geschlossen worden, als Clara noch sehr jung gewesen war. Mit einem alten, reichen Herrn. Und im Rausch … nun, da sagte Clara, sie habe ebendiesen alten Mann, also ihren Gatten, mit Rattengift getötet.«

Rattengift. In Johanns Kopf begann es sich zu drehen. Siedend heiß fiel ihm die Entdeckung ein, die er heute Morgen in Claras Tasche gemacht hatte. Rattengift. Er hatte gar keine Zeit gehabt, darüber nachzudenken, hatte eigentlich nur Augen für Clara gehabt und diese Dose eher belustigend gefunden – doch jetzt, angesichts dieser Information des Studenten …

Johann schauderte, und er starrte den jungen Mann vor sich mit schierem Entsetzen an.

Früher

In diesen Tagen meint die Mutter es gut mit dir, denn sie weiß, dass man dich bald verheiraten kann. Ja: Nach dem Schulabschluss sollst du einen wohlhabenden Mann ehelichen und der Familie noch mehr Wohlstand bringen. So bemüht sich die Mutter neuerdings um dich.

»Clara, schau!«, heißt es da immer, wenn sich etwas Spannendes um euch herum ereignet.

Ja: Freundlich und ausgleichend ist neuerdings ihr Tonfall. Du versuchst, begeistert zu sein, aber du kannst den schalen Geschmack in deinem Mund nicht wegschlucken. Denn eines weißt du inzwischen: Die Welt ist trügerisch. Es ist, als würde die Mutter die Sicherheit in Worte packen wollen, die wegbricht, jetzt, da der Stiefvater alt wird und sie mehr und mehr auf dich angewiesen ist.

»Sieh nur, das Riesenrad!«, ruft sie begeistert, wenn ihr im Prater spazieren geht, und der Stiefvater schimpft, dass auf keinen Fall Zuckerwatte gekauft werden darf, denn sie sei zu teuer. Oder: »Schau, die Würstelbuden!« Was genau da be-

zeichnet wird, ist egal – Worte, die einen vom Sein abhalten, allesamt. Worte, mit denen die Mutter ihre Angst zu überspielen versucht. Doch es misslingt. So trägt fremdes Reden die Takte der Zeit, trägt die Wellen der Tage, mit ihnen geschieht Alltag, genau wie mit den Passanten Wiens, die dich immer aus den Augenwinkeln beobachten. Nachts ist die Angst groß und rot wie eh. Du aber, Clara, wirst allem zum Trotz groß.

28

In Johanns Kopf drehte sich alles, während er nach seinem Bierglas griff und es mit einem raschen Schluck hinunterstürzte. Lange Zeit geschah nichts. Da war nur Stille, Leere. Ein Gefühl unendlicher Ohnmacht. Zuerst dachte Johann, dass es nicht möglich sein konnte. Nein, Clara konnte so etwas doch nicht getan haben! Den eigenen Mann zu Tode bringen! Oder war er völlig blind? Hatte die Liebe ihm tatsächlich den letzten Rest seines Denkvermögens ausgelöscht?

Noch einmal erinnerte er sich an alles, was geschehen war: Egons Verletzung, sein plötzlicher Tod, seine eigene Liebe zu Clara – die seltsamerweise auch noch erwidert worden war – und nun das! Noch immer begriff er nicht, wie das alles geschehen sein konnte. Aber erneut schoss das Bild in seinen Kopf, und es ließ ihn nicht mehr los. Nein, dafür gab es einfach keine Erklärung! Warum in aller Welt hatte Clara Rattengift in ihrer Tasche gehabt? Er überlegte kurz, ob sie etwas gegessen hatten, ob sie es ihm möglicherweise eingeflößt haben könnte. Nein, hatte sie nicht. So sinnierte er weiter, und da machte sich ein noch viel beunruhigenderer Gedanke in seinem Kopf breit, und dieser Gedanke hieß Josef. Was, wenn den Kindern etwas geschah? Die Tatsache, dass Clara das Rattengift noch immer mit sich führte, konnte doch nichts anderes bedeuten, als dass sie vorhatte, noch jemanden zu vergiften. Johann stand auf.

»Ich danke Ihnen«, murmelte er tonlos und reichte dem Studenten die Hand.

Dieser nickte und senkte traurig den Blick. Mit einem Mal begriff Johann, dass sie einander glichen: Sie beide liebten Clara. Ja: Ihre Gemeinsamkeit lag darin, dieser Frau auf eine nicht erklärbare Art und Weise ausgeliefert zu sein.

»Sie haben auch Ihr Herz an sie verloren, nicht wahr?«, sagte da der Student.

Johann holte tief Luft, um etwas zu erwidern, doch aus seiner Kehle drang kein Ton. Lange schwieg er.

Der Student jedoch hatte begriffen und drückte erneut seine Hand. Johann hätte ihm gern von Egon erzählt; von der Situation, als er diesen blutend im Walde gefunden hatte, auf dem Boden, in sich zusammengekrümmt zu einem kleinen, schmerzverzerrten Bündel. Und dass Egon nun tot war. Doch es war alles zu viel, aus Johann kamen nicht die richtigen Worte. Dennoch brachte er einen weiteren Satz hervor:

»Ich weiß nicht, wie ich Ihnen danken soll. Es kann sein, dass Sie die Welt vor noch größeren Verlusten bewahrt haben.«

Der Student stutzte kurz, drang jedoch nicht weiter in Johann ein. »Das freut mich zu hören, auch wenn dieser Freude eine tiefe Bitternis zugrunde liegt.« Mit zitternden Händen kritzelte er noch seine Adresse auf ein Blatt Papier, ehe er Johann verließ. Dieser indes wusste, was zu tun war: Er hatte geradewegs aufzubrechen. Zu dem kleinen Josef musste er gehen. Und zwar sofort.

Früher

Das Erwachsensein entpuppt sich als eine Mischung aus Traurigkeit und Langeweile. Auf die Fensterbleche vor deinem Zimmer fällt das Licht jetzt, ohne dass du es noch hören kannst. Die Silberperlen des Taus in der Lobau nimmst du nicht mehr wahr; siehst ihre Schönheit nicht mehr und weinst nicht mehr über ihr Zerplatzen, wenn sie die Pflanze hinabgetropft sind. Die Welt, weißt du, besteht aus zwei Teilen, immer, und darum hast du auch zwei Augen, oder? Du bemühst dich also, zu schauen, bemühst dich, die äußere Wirklichkeit zu bedienen. Und, erinnere dich, Clara, bald schon kannst du es gut, junge Frau, die du jetzt bist: Gerade stehen, Schleife im Haar, reizend lächeln, Handkuss kriegen. Vielen Dank. Traurigkeit schmeckt in der Kindheit noch bitter und köstlich, weil sie einem etwas über das Leben erzählt. Jetzt kannst du alles erkennen. In der Kindheit sind Ewigkeit und Zeit nicht voneinander getrennt. Da liebt alles den Augenblick, ohne ihn zu begreifen. Doch das ist nun vorbei. Erinnere dich, Clara: Nie wieder springst du den Steinweg entlang, der den Garten hinabpfeilt. Noch liebst du die Schmetterlinge und ihre Zerbrechlichkeit – sie lassen sich so leicht töten, sie scheitern an der übertriebenen Fragilität ihres Körpers! Doch die Augen der anderen sind längst kein reiner Spiegel mehr. Sie greifen nach dir, doch sie rutschen ab, du bist kalt wie die Spiegelung im Fenster, die du in deiner Kindheit gesehen hast, ohne Gefühl, ja, es gibt dich dann nicht mehr, oder? Erinnere dich. Aber wo früher noch Märchen dich retten konnten, da musst du dir jetzt etwas anderes suchen. Weißt du noch, Clara? Denn immer noch bedroht dich die Spitzhacke. Und immer noch will die rote Farbe nur das eine: dass du tot bist.

29

Johann pochte mit nervösen Händen gegen die Tür.

»Hallo?«, rief er und bemühte sich, das Zittern in seiner Stimme zu überspielen.

Stille. Nichts rührte sich im Hause Löwenberg. Johann merkte, wie ihm der Schweiß langsam über die Schläfen rann. Er lauschte, lauschte auf mögliche Schritte. Und da – endlich! Nun vernahm er ein leichtes Tapsen. Dann erschien ein helles Gesicht vor ihm, während sich die Tür einen Spalt breit öffnete.

»Josef!«, rief Johann aus, und ein Stein fiel ihm vom Herzen.

»Johann!« Der Junge lächelte. »Ich dachte, du bist in den Bergen?«, fragte er dann mit unsicherer Stimme.

Johann winkte ab. Sein Herz hüpfte. Der Knabe war also am Leben! Alles würde gut werden, wahrscheinlich hatte seine Phantasie ihm einen Streich gespielt. Rattengift! Wie kam er nur auf die Idee, Clara habe ihren eigenen Mann vergiften wollen? Egal, wie auch immer, nun würde alles gut werden, oder? Erleichtert musterte er den kleinen Josef, der, die Hände auf den Bauch gelegt, in seinem Nachtgewand vor ihm stand.

»Wo ist denn Clara?«, fragte Johann.

Josef zuckte mit den Schultern. »Ich weiß es nicht«, murmelte er.

»Wie, du weißt es nicht?«

Josef schluckte, und sein Blick wurde wässrig, füllte sich nach und nach mit Tränen. »Sie ist nicht mehr … hergekommen …«, erklärte er stockend. »Schon seit zwei Tagen nicht mehr.«

Johann griff sich an den Kopf. Natürlich! Clara war ja bei ihm am Lande gewesen! Aber hätte sie nicht längst wieder daheim sein müssen? Schließlich war sie lange vor ihm aufgebrochen.

»Wer passt denn auf euch auf?«, fragte er.

Josef wischte sich über die Augen und schwieg traurig.

»Sag bloß – Mariechen und du seid allein?«, fragte Johann besorgt. Er konnte es nicht fassen. Was war nur in Clara gefahren, die beiden Kinder hier in der Villa zurückzulassen? Er wollte sich schon echauffieren, doch da fiel ihm auf, dass Josef ein wenig taumelte, nach hinten stolperte und sich am Türrahmen festhielt. Sein Gesicht war bleich, die Lider senkten sich immer wieder schwer auf den Blick; es schien, als wolle er jeden Moment einschlafen.

»Geht es dir denn gut?« Ohne eine Antwort zu bekommen, hob Johann den Jungen hoch und trug ihn ins Haus.

Währenddessen gab Josef klägliche Laute von sich. Seine Wangen waren grünlich gefärbt, der Mund lag zusammengezogen zu einem Strich.

»Mir tut der Bauch so weh!«, wisperte Josef, während Johann die Treppen hochschritt.

Johann schwante Übles. Er hatte sich wohl doch nicht getäuscht. Clara musste etwas in das Essen der Kinder gemischt haben!

Im Kinderzimmer, gleich neben Josefs Bett, fand er ein kreidebleiches schlafendes Kinderantlitz: Mariechen. Johann merkte, wie nun auch ihm übel wurde. Er legte Josef zärtlich zwischen die Kissen und näherte sich dann Mariechens kleiner Bettstatt. Das Mädchen atmete schwer. Johann legte die Hand auf ihre Stirn. Sie glühte. Die Lider zuckten immer wieder auf; es schien, als würde das Mädchen von heftigen Träumen gebeutelt werden. Johann überlegte nicht mehr lange.

»Ich bin gleich wieder hier«, sagte er, drückte Josefs Hand, die sich kalt und schweißig anfühlte, eilte in den Salon und griff nach dem Telefon.

»Spreche ich mit der Rettung? Ich bitte Sie, sofort zu kommen. Ich glaube, es handelt sich um eine Vergiftung.

Rattengift. Ja, mehr dazu in Bälde«, stammelte er, seltsam fremdgesteuert, in den Hörer. Dann nannte er, beinah wie eine Maschine, Claras Adresse.

Er legte, sich selbst von außen betrachtend, auf. Sah sich dabei zu, wie ihm schlecht und schlechter wurde. Er schwitzte, ihn schwindelte. Was, wenn seine Vermutung vollkommener Unfug war? Egal, er musste es riskieren. Es ging um das Leben dieses Jungen, der ihm in den letzten Wochen so lieb und kostbar geworden war, und um das von dessen kleiner Schwester. Er atmete tief ein und aus, versuchte, sich zu sammeln, und erwartete das Nahen der Hilfe.

Früher

Weißt du noch, Clara: Die Begeisterung für Theater, Literatur und Kunst wächst in dir. Die Märchen, die Geschichten – sie erfrischen dein Herz! Auch wenn du jetzt eigentlich für die Matura lernen solltest. Du versinkst in dieser neuen, dir noch fremden Welt; dem Theater. Besuchst immer wieder Vorstellungen, zunächst mit deinen Eltern, dann mit Freundinnen. Und damit nicht genug: Bald schon begegnest du deiner ersten Liebe, oder? Erinnerst du dich, Clara? Danach wird alles anders.

30

Das Büro des Inspektors lag im ersten Stock des Polizeipräsidiums im dritten Wiener Gemeindebezirk. Johann merkte, wie es an seinen Schläfen sirrte, als er den Raum betrat. Ein älterer Herr mit weichem Gesicht, auf dessen kartoffelartiger Nase eine Nickelbrille ruhte, blickte ihm entgegen.

»Herr Dollfer?«, fragte Johann und fühlte, wie ihn die sanfte Erscheinung des Inspektors ein wenig beruhigte.

Der Mann erhob sich schwerfällig, reichte ihm die Hand und nickte. »Bitte, treten Sie ein!«, sagte er und führte Johann in ein geräumiges, von hellem Herbstlicht durchflutetes Zimmer. Johann setzte sich, ohne etwas zu fühlen, an den großen Mahagonitisch und betrachtete seine Handflächen. Der Ermittler indes betrachtete Johann.

»Sie wollen also einen versuchten Mord melden?«

Johann nickte.

»Angesichts der Lage ist dies nicht weiter erstaunlich, schließlich gibt es ja schon jemanden in der Familie, der plötzlich und auf mysteriöse Art und Weise verschied«, erklärte Dollfer und lächelte Johann aufmunternd an. Er war ein kleiner, eher zarter Mann mit verkniffenen, maulwurfartigen Augen und recht wuscheligem, vom Kopf abstehendem Haar. »Sie fanden also Josef Löwenberg, kurz bevor es fast zu spät für ihn gewesen wäre, im Hause seiner Mutter?«

Johann nickte wieder.

»Genau wie ich es am Telefon erklärt hatte, ja.«

»Ich nehme das also einmal ins Protokoll auf«, sagte Herr Dollfer, und Johann hörte, wie die Feder über das Papier kratzte. Dollfers Schrift war kugelig; sorgfältig und in ruhigem Rhythmus kerbte sie sich schlangenförmig in das Papier ein.

»Ja. Ich brachte ihn sofort in die Klinik. Und tatsächlich –

man hat Rattengift in seinem Körper gefunden«, sagte Johann leise.

»Und wie kamen Sie auf die Idee, dass ausgerechnet die Mutter schuld an der Vergiftung ist?«, fuhr der Inspektor fragend fort.

Johann holte tief Luft. »Nun, es traf sich, dass Clara Löwenberg mich einige Tage zuvor in den Bergen besuchte. Am Morgen sah ich in ihrer Tasche ein seltsames Döschen, das ich genauer ansah.«

»Rattengift«, sagte der Mann mit der Nickelbrille.

»Ja!«, bestätigte Johann.

Wieder kratzte Feder über Papier, und das Geräusch strengte Johann auf seltsame Weise an. Dann hielt der Inspektor inne und blickte auf. »Ich frage Sie nicht, warum Sie Frau Löwenbergs Tasche am Morgen sahen, in Ordnung?«

Johann wurde rot, doch der Ermittler lächelte nur. »Also weiter, Herr Glücksstein, wir haben keine Zeit zu verlieren!«

Johann fixierte seine Hände, die ihm plötzlich fremd und weit weg vorkamen, und fuhr fort: »Ein ehemaliger Liebhaber von Clara Löwenberg war zufällig auch zugegen und erzählte mir, sie habe, so die Gerüchte, ihren ersten Mann mit Rattengift vergiftet. Und da ich …«

Er geriet ins Stammeln, bemühte sich jedoch, trotz der in ihm aufkeimenden Gefühle klar bei Sinnen zu bleiben, und berichtete weiter: »Da ich vom Magenleiden ihres Mannes, der vor Kurzem verstorben war, erfahren hatte – Magenleiden kann ja nun auch durch das Verabreichen von Rattengift entstehen –, schien es mir das Beste, nach Hause zurückzureisen und mich von der Unversehrtheit der Kinder zu überzeugen.«

»Verstehe«, sagte Dollfer.

»Und dann«, fuhr Johann fort, »fand ich den kleinen Josef mit Krämpfen bei sich daheim.«

Das Kratzen der Feder hielt inne. Dollfer legte sich kurz die Hand an die Schläfen.

»Er war allein?«

»Gemeinsam mit seiner jüngeren Schwester, die ebenfalls geschwächt wirkte.«

»Und wie sind Sie hineingekommen in die Villa?«

»Zum Glück hat Josef mir öffnen können.«

»Und wo befand sich Clara Löwenberg?«, drang Dollfer weiter in ihn.

Johann zuckte mit den Schultern. »Ich weiß es nicht. Sie ist noch immer unauffindbar.«

Dollfer betrachtete ihn kurz skeptisch, schien ihm jedoch dann zu glauben und setzte die Feder wieder auf dem Papier auf.

»In welchem Verhältnis stehen Sie zu Clara Löwenberg?«, fragte er dann mit einem so reinen und leuchtenden Blick, dass Johann kurz seine Beklommenheit verlor.

»Nun«, meinte er. »Man könnte sagen – ich liebe die beiden. Also ihre Kinder.« Er spürte, wie sich bei diesen Worten ein wehmütiges Gefühl in seinem Bauch ausbreitete.

»Ich habe Sie aber nicht nach dem Verhältnis zu den Kindern gefragt, sondern nach dem zu Clara Löwenberg«, sagte der Inspektor schmunzelnd.

Johann biss sich auf die Lippen.

»Wie auch immer«, sagte Dollfer, formulierte mit seinen bauchigen Buchstaben rasch einen letzten Satz und klappte dann seine Mappe zu. »Ich danke«, sagte er und erhob sich.

Das war es schon gewesen? Irritiert richtete auch Johann sich auf.

»Nun, wir müssen erst einmal die Faktenlage prüfen«, entgegnete Dollfer. »Das wird ein wenig Zeit brauchen.«

»Verstehe.«

Johann stand auf und reichte ihm bemüht freundlich die Hand.

»Doch zunächst kümmern wir uns um den Leichnam Egon Löwenbergs«, sagte Dollfer, während die beiden zur Tür schritten.

»Ach ja?«

»Ja. Man hat die Leiche exhumiert. Der Körper wird inspiziert.«

Johann schluckte; es sirrte wieder an seinen Schläfen. Armer Egon, dachte er, sogar die Zerstückelung nach seinem Tode musste er über sich ergehen lassen. Dollfer sah seinen Blick und klopfte ihm freundlich auf die Schulter.

»Und Clara?« fragte Johann nun mit bebender Stimme.

Dollfer wischte sich kurz über die hohe Stirne.

»Nun, man sucht sie«, sagte er. »Im Moment scheint sie nicht auffindbar zu sein, wie Sie selbst eben sagten. Haben Sie eine Idee, wo sie sich aufhalten könnte?«

Johann überlegte kurz, doch er konnte keinen klaren Gedanken fassen. Alles drehte sich in seinem Kopf. Schließlich verneinte er.

»Wie auch immer. Entspannen Sie sich erst einmal. Wir nehmen das in die Hand. Und Sie – Sie sollten zur Ruhe kommen.« Dollfer lächelte ihn aufmunternd an.

»Auf jeden Fall«, entgegnete Johann und bemühte sich, aufzuatmen. »Und Sie halten mich auf dem Laufenden, ja?«, fügte er dann erzwungen unbeschwert hinzu.

Dollfer nickte.

»Danke«, stieß Johann, fast hauchig, aus und verließ den Raum. Doch immer noch kreisten die Gedanken wie verrückt in seinem Kopf. Er suchte nach einer Antwort auf all die Fragen und versuchte gleichzeitig, die Gefühle, die in ihm Wellen schlugen, zu bändigen – vergebens. Auch als er das Gebäude lange verlassen hatte, wurde es nicht ruhiger in ihm. So rotierten die Bilder, Ideen und Vorstellungen durch Johanns Kopf, bis die Nacht anbrach. Alle Erinnerungen – Claras Einzug, der blutende Egon, die hellen Tage mit Familie Löwenberg am See, seine Spaziergänge in den Bergen, das Zusammentreffen mit dem Studenten, schließlich das Gift – verschwammen zu einem einzigen diffusen Gebilde. Immer wieder stellte er sich ein und dieselbe Frage:

War es tatsächlich möglich, dass Clara ihren Mann zu Tode gebracht hatte?

Früher

Erinnere dich, Clara: Er ist der erste Mann, der dir das Herz weit macht. Weißt du noch? Bei einem der Theaterbesuche siehst du ihn das erste Mal. Klein ist er, ein wenig korpulent. Die Augen liegen hinter Brillengläsern. Er hat einen Blick, der dir vertraut ist, denn dieser ist wie dein eigener: Weißt du noch? Ja, Clara: Der Blick geht nach innen, du siehst es, als er einmal die Brille vor dir abnimmt. Für einen Moment stockt etwas in dir. Danach ein weicher Gedanke, wie fremd an den Großvater erinnernd. Du lächelst. Dann bemühst du dich, mit einem leicht flauen Gefühl im Bauch, weiterhin zuzuhören. Doch du bist abgelenkt. Erinnere dich, Clara. Aber wie die meisten hast du gelernt zu spielen. Du kokettierst also, während du dich in der Pause des Stückes an der Bar diesem Mann näherst, verziehst den Mund zu Schmolllippen. Erinnere dich, Clara: Du bemühst dich, eine der Mächtigen zu sein. Und siehe: Der gedrungene Mann bleibt abrupt stehen, sodass du sehen kannst, wie jung er ist. Die Haut wirkt weich und samten, das Haar fällt ihm dicht, dunkel und lockig ins Gesicht. Die Züge sind markant, aber von einer gewissen Zartheit, wie man sie bei Männern Anfang zwanzig noch findet; das kann auch der Bart kaum kaschieren, von dem seine sinnlichen Lippen überwachsen sind. Es ist eine Art der Zartheit, die dir Angst macht, denn du musst an die Spitzhacke denken und an das Märchen vom Machandelbaum. Schnell schiebst du die Gedanken von dir.

Dritter Teil

Aus dem Feuer zurück

1

Als Clara die Klinik betrat, hatte die rote Farbe in ihrem Kopf sich bereits weit ausgebreitet, war ein Meer geworden, das in ihr Herz hineinschwappte. Wie konnte es sein, dass man ihr die Kinder genommen und ins Krankenhaus gebracht hatte? Einfach so? Was war nur in Johann gefahren? Gut nur, dass eine Nachbarin ihn dabei beobachtet und ihr gleich Bescheid gegeben hatte, als sie nach Hause zurückgekehrt war.

»Wir Frauen müssen zusammenhalten!«, hatte sie abschließend genickt und das Gesicht zu einem breiten Grinsen verzogen.

Clara eilte durch die weißen Gänge, die in so starkem Gegensatz zu dem roten Meer in ihrem Kopf standen, und reihte sich an der Rezeption ein.

»Ich suche Marie und Josef Löwenberg«, sagte sie.

Die Frau an der Glasscheibe, deren Blick hinter kleinen runden Brillengläsern verschwand, sah sie stumpf an. »Darf ich fragen, wer Sie sind?«

»Clara Löwenberg, die Mutter!«, rief Clara aus und merkte, wie ihre Stimme ein wenig gickste. Nervös nestelte sie am Saum ihrer Jacke. Was war nur mit ihrer Würde geschehen? Warum bloß ließ sie sich schon wieder kleinkriegen? Sie kam sich wie ein kleines, hilfloses Mädchen vor.

»Zimmer 432, Abteilung 23, vierter Stock«, erklärte die Frau, und Clara nickte, drehte sich um und hastete die Treppen hoch. Das Geräusch ihrer Stöckelschuhe, deren Absätze auf dem Boden klackten, hallte laut in ihrem Kopf wider. Clara lief, lief. Sie lief vor der roten Farbe fort, die ihr nachschwappte, die die Gänge des Krankenhauses dunkel zu färben schien und von einer fremden, blutigen Bedrohung sprach, die sich nicht greifen ließ. Clara fiel förmlich in das Krankenzimmer hinein, rang nach Atem und sah sich um.

»Josef!«

Da lag ihr kleiner Junge, das Gesicht zusammengefallen wie ein welkes Blatt, winzig zwischen großen weißen Laken, und atmete schwer.

»Mein Kind!«, wisperte Clara.

Sie spürte, dass sich all die hässlichen Bilder wieder verzogen, wie das Blut ausbleichte und dann blassrosa zu schimmern begann. Schließlich war die Welt wieder, was sie war, die Räume weiß und steril. Zum Fenster des Krankenzimmers drang Licht herein. Mit einem Mal fiel Clara auf, dass dem Jungen ein Schlauch aus dem Handgelenk ragte, der mit einer Nadel an einer Ader befestigt war. Sie setzte sich ans Bett und sah ihn an.

»Josef«, flüsterte sie, »Josef!«

Ihr Sohn rieb sich die Augen, setzte sich langsam auf. »Mama!«, rief er dann wimmernd und warf sich an ihre Brust.

Clara lächelte. Alles war gut! Josefs kleiner Körper atmete Wärme und Geborgenheit aus, er holte sie in die Gegenwart zurück.

»Mein Kind«, wisperte sie erneut, jetzt in das helle Haar hinein. »Wir müssen aufbrechen, und zwar rasch!«

Josef blickte sie irritiert an. »Aber warum, Mama? Und überhaupt – wieso warst du so lange weg? Und wohin aufbrechen?«

Der Junge schien nicht mehr an sich halten zu können, Tränen kullerten aus seinen Augen, sein ganzer Körper begann zu beben.

»Komm«, sagte Clara, »sei jetzt stark!«

»Ich hab aber so Bauchweh!«, entgegnete Josef weinend.

»Das wird wieder.« Clara tätschelte seinen Hinterkopf. »Willst du ein braver Junge sein und Mama beschützen?«

Sie sah, wie dieses Argument half. Josefs Augen weiteten sich; sie hatte seinen wunden Punkt getroffen.

»Oh ja!«, rief er aus.

»Dann sei brav und steig aus dem Bett. Ich hole Mariechen;

wir müssen leise sein und schnell machen. Lenk die Frau am Eingang kurz ab, indem du weinst. Inzwischen laufe ich mit Mariechen fort, hast du verstanden? Und dann komm mir schnell nach!«

Josef nickte verwirrt. Er schien rein gar nichts zu begreifen, doch was von der Mutter kam, wurde angenommen. Clara zog die Bettdecke zur Seite und hob ihn hoch, stellte ihn danach auf dem Boden auf. Für einen Moment schwankte sein Körper, doch dann schien er sich zu fassen. Rasch lüpfte sie auch Mariechens Bettdecke und hob das Mädchen an ihre Brust, dessen Haarflaum seidig ihr Dekolleté kitzelte, während Mariechen ein leises Stöhnen von sich gab. Da begann es sich in Claras Kopf wieder rot zu färben.

»Schnell!«, flüsterte sie ihrem Sohn zu. »Wir haben nicht viel Zeit!«

Tatsächlich: Das Meer wurde wieder breiter, die Farben dunkler. Clara eilte aus dem Zimmer, gefolgt von Josef, der ihr mit leicht wankenden, doch bemüht schnellen Schritten hinterherging. Gemeinsam hasteten sie die Treppen hinab. Wie besprochen näherte sich Josef der Glasscheibe, hinter der die Portierin saß. Clara jedoch bemerkte, dass sich wieder eine Schlange gebildet hatte. Sie drückte Mariechen noch fester an sich, ging Josef betont unauffällig nach und nahm ihn an der Hand. Sie war doch eine gute Schauspielerin, was sprach dagegen, dass sie sich einfach aus der Tür bewegte? Clara zwinkerte Josef zu, der nun völlig verwirrt war, und ging bemüht lässig den Gang entlang.

»Aber Mama!«, entfuhr es da Josef, »du hast doch gesagt –«

Clara legte ihm rasch ihre Hand an die Lippen, aber es war zu spät – aus den Augenwinkeln bemerkte sie, wie die Portierin sie anblickte.

»Sie da!«, rief die Frau mit quäkender Stimme. »Sie können doch nicht so einfach …«

Doch da dachte Clara nicht mehr nach. Sie setzte sich in Bewegung, den verwirrten Josef hinter sich herzerrend. Die rote Farbe saß ihr im Nacken, schlug um sich, lief in einem Schwall über ihr weißes Kleid. Clara rannte und rannte. Sie rannte – um ihr Leben.

Früher

Eines Abends im Theater geschieht es auch tatsächlich: Der junge Mann spricht dich an! »Eine Dame wie Sie gehört eigentlich selbst auf die Bühne!«, sagt er lächelnd. Erinnere dich: Du nickst, lachst und wirfst den Kopf in den Nacken. Ein wenig stickig ist es in dem Raum, Stimmen schwirren umher, zu viele Menschen, denkst du, doch du spielst das Spiel. Weißt du noch: Für einen Moment herrscht Schweigen zwischen euch beiden. »Andreas Schmidt«, stellt der Mann sich schließlich vor, kurz bevor ihr es zur Theke geschafft habt.

Als du abends heimkommst, sind der Stiefvater und die Mutter erstaunt, dass du so fröhlich bist. Fragen nach. Du aber hast gelernt, deine Geheimnisse zu verbergen, sie zu schützen vor den Welten der anderen. Niemand darf dir jetzt diesen jungen Mann wegnehmen, den du fortan immer wieder bei deinen Theaterbesuchen beobachtest. Er ist dein Geheimnis, macht dir die Tage süß, sinnloserweise, denn du weißt nicht, ob er je nochmals das Wort an dich richten wird. Doch das ist egal; die Blicke sind sich selbst genug. So bleiben die Tage in Watte gebettet, und du kannst in Ruhe von ihm träumen. Oder?

2

Unberechenbar schien das Wetter in diesen Tagen, und unfassbar rasch schlug es um, als würde Gott mit der Wärme seines Atems die Luft durchstoßen. Buckelig war die Dämmerung, als sie über die Alleen glitt. Alles kam Johann bedrohlich, fast grausam vor. So wartete er Stunde um Stunde auf den Anruf des Inspektors, und zwei lange Tage zogen sich hin.

Bald schon brachte ein grausiger Wind eine undurchdringliche Angst in die Gegend. Er fegte, als wäre er ein Brand. Sein Echo hallte vom Garten her und schien zu greinen, als würde er das Schreien eines toten Kindes mit sich tragen, dachte Johann. Und mit einem Male war ihm unendlich bang. Wie geronnenes Blut sah der letzte Schein der Sonne aus, der hinter den Wolken zu einer Soße zerrann.

So verstrich die Zeit. Endlich aber war's so weit.

»Johann?« Es pochte an der Zimmertür.

Er zuckte zusammen und fuhr ruckartig von seinem Schreibtisch auf. Doch als er sich umsah, blickte er nur in das besorgte Gesicht seiner Mutter.

»Telefon für dich, mein Junge«, sagte sie. »Ein Herr Dollfer!«

Johann merkte, wie ihm schlecht wurde. Er ging mit stammelnden Schritten treppabwärts und nahm, die Hände auf einmal seltsam kalt und schweißnass, den Hörer von Felicitas entgegen.

»Herr Dollfer?«, sagte er, und seine Stimme kam ihm fremd und weit weg vor.

»Ich habe Neuigkeiten«, tönte es da freundlich am anderen Ende der Leitung.

»Ja?«

»Ja. Man hat Rattengift im Körper von Egon Löwenberg gefunden.«

Johann wischte sich über die Stirn. Er hatte so gehofft, dass es nicht stimmen würde. Sein Herz pochte bis zum Hals, wollte zerspringen.

»Nun, gut, dass es heraus ist«, sagte er, doch diese Stimme war nicht seine, dieses Gefühl nicht seines.

»Ja.« Dollfer räusperte sich. »Clara Löwenberg ist mit den Kindern verschwunden«, sagte er dann.

Johann erschrak. »Wie?«, kam es zitternd und fremd aus ihm.

»Nun ja, sie hat sie … aus dem Krankenhaus geholt«, erklärte Dollfer bemüht ruhig.

Johann merkte, wie ihm schwarz vor Augen wurde. Dollfer schien dies zu spüren.

»Herr Glücksstein, hören Sie mir zu. Haben Sie irgendeine Idee, wo Frau Löwenberg stecken könnte?«, fragte er.

Die Gedanken in Johanns Kopf überschlugen sich, er rang nach Atem, fühlte sich haltlos, der Hörer zitterte in seiner Hand.

»Ich weiß es nicht«, murmelte er schließlich.

Bilder tauchten in seinem Kopf auf; die Szene beim abendlichen Spaziergang, Picknick am See, Johann klopfte sie alle nach möglichen Orten ab, fand aber nichts. Da, als er schon aufgeben wollte und Dollfer Luft holte, um das Gespräch zu beenden, durchfuhr es ihn wie ein Blitz.

»Warten Sie, Herr Dollfer«, rief er aus. »Ich glaube, ich weiß es!«

Vor seinem inneren Auge war ein Bild aufgetaucht: Es zeigte Egon, zusammengekrümmt zu einem wimmernden blutigen Bündel, auf dem Waldboden liegend, zeigte Laub, das mit Blut besudelt war, zeigte eine Waldhütte nicht weitab von der Stelle des Schreckens. Johann schloss die Augen und meinte, die Vögel singen zu hören wie damals. Er nickte. Seine Intuition sagte ihm, dass er recht haben musste. Nun aber galt es, keine Zeit zu verlieren.

»Familie Löwenberg besitzt ein kleines Waldhäuschen«,

erklärte er. »Aus irgendeinem Grund denke ich, Clara müsse dort untergetaucht sein.«

Am anderen Ende der Leitung knackte es. »Wo genau liegt dieses Häuschen?«, wollte Dollfer mit ernster, aber dennoch ruhiger Stimme wissen.

Johann holte tief Luft. »Es ist ganz nah der Villa.« Fast mechanisch beschrieb er den Weg.

Er hörte, wie Dollfer aufatmete. Hoffentlich, fieberte Johann, während er sich über die schweißnasse Stirn fuhr, geschah den Kindern nichts.

»Ich danke Ihnen«, sagte Dollfer.

Johann nickte, in Gedanken bereits auf dem Weg, und merkte, wie sein Atem stoßweise ging.

»Keine Ursache, ich werde mich selbst dorthin aufmachen!«, sagte er, legte auf und hastete zur Tür.

Früher

Eines Tages, als du wieder einmal einem Theaterstück beiwohnst, wagst du es doch: Du lädst Andreas Schmidt, von dem du geträumt hast, seit du dich einmal kurz mit ihm unterhalten hast, zu dir nach Hause ein. Erinnere dich, Clara: Du weißt bereits, dass das ein Schauspiel werden wird. Besuch einzuladen heißt in erster Linie, eine besondere Vorstellung zu liefern. Stets bewegt man sich auf Glatteis, und die Mutter hantiert mit Geschirr und Servietten. So auch heute.

Erinnere dich: Andreas ist pünktlich eingetroffen, und die Mutter, du, ihr führt ihn zu Tische – und schon beginnt das Spektakel.

»Wussten Sie, dass meine Tochter in heiratsfähigem Alter ist?«, flötet die Mutter.

Andreas Schmidt drückt ihr wohlerzogen einen Strauß Blu-

men in die Hände, den sie sofort in einer Vase auf den Tisch stellt. Da fällt dir wieder die Spitzhacke ein, und du weißt nicht, wieso. Du betrachtest die Blumen, rot sind sie, sehen fast aus, als würden ihre Blätter bluten.

»Clara mag keine Rosen«, sagt die Mutter da.

Du spürst, wie du rot wirst. Andreas indes sieht dich nur mit spitzbübischem Grinsen an; er scheint Herausforderungen zu lieben.

»Nun, Clara, was sind denn Ihre liebsten Blumen?«, möchte er wissen.

»Gerbera«, sagst du leise.

Andreas nickt. »Da weiß man also jetzt Bescheid, liebes Fräulein, nicht wahr!«

Die Mutter kichert, geht kurz in die Küche und kehrt schon bald mit einem Tablett zurück, auf dem ein selbst gebackener, fein in Kakao- und Vanillefarben marmorierter Kuchen steht.

»Nun aber – stärken Sie sich doch, guter Herr!« Sie lächelt freundlich. Jetzt bist du ihr wieder dankbar für die Konversation, die sie zwitschernd betreibt, wie so oft in den letzten Jahren. Du kannst selbst nicht sagen, wieso. Doch die Worte der Mutter geben dir Sicherheit, denn sie findet Sätze, während dir die Worte immer wieder entgleiten, sosehr du dich auch bemühst.

»Was, schon wieder Kuchen?«, kommt es in dem Moment giftig von der Eingangstür her.

In dir zuckt etwas auf.

Der Stiefvater ist heimgekehrt. Andreas Schmidt betrachtet den hager gewordenen Mann, der sich an einem Stock in die Küche schiebt.

»Kuchen also, und Gast!«, sagt er und reicht Andreas seine knochige Hand.

Dieser steht sofort auf. »Schmidt«, sagt er.

Man setzt sich wieder, das Rucken der Stühle kommt dir plötzlich erschreckend laut vor, es kratzt und sagt ein Wort, immer wieder, »Spitzhacke« heißt es, und du, Clara, erinnere dich, du hast eine namenlose Angst.

»Was für ein riesiges Stück Kuchen«, sagt der Stiefvater da mit einem Seitenblick auf deinen Teller, während er seine Pfeife herauskramt. »Hat das verfressene Mädchen denn nicht genug gegessen inzwischen?«

Du kannst nicht schlucken, das Kuchenstück wird groß und bauschig in deinem Mund. Erinnere dich, Clara: Du bist gefroren, kaust nur und kaust und starrst auf den Kehlkopf des Stiefvaters, der ihm beim Reden auf und ab hüpft. Warum er bloß so wütend ist?, denkst du. Du siehst ihn an, und sein Blick ist rot vor Hass, Clara. Ja, erinnere dich: Dieser Hass stößt dich in die Einsamkeit. Du merkst, wie sich deine Angst mit den Jahren mehr und mehr nach innen schlägt. Du hast nun auch begonnen zu hassen. Da gibt es keine Ritze mehr für Luftzüge und Licht.

Die einzige Frage ist in diesem Moment nur noch: Wie schlägt man die Zeit tot?

Wer das gelernt hat, dem kann nichts mehr geschehen, denkst du. So würde es auch jetzt wieder sein: brav nicken, essen, Konversation üben.

»Meine Tochter soll mehrere Häuser und Pelzmäntel besitzen, wenn sie geheiratet hat«, sagt der Stiefvater kauend, »dafür werd ich schon sorgen. Sind Sie wohlhabend?«

Andreas Schmidt wird rot.

»Einer ist doch genug!«, meint die Mutter, vom Thema ablenkend.

»Mehr arbeiten im Haushalt könnt sie halt!«, entgegnet der Stiefvater mit einem Seitenblick auf Clara. »Gesunde Leute, das sind Sparer!«

Du seufzt. Ja: Die Ehe – nicht mehr als eine Art Geschäft, nicht um Liebe oder Glück scheint es zu gehen, sondern immer nur um Geld, das weißt du längst. Und darum, welche Mächtigen miteinander wie in Verbindung stehen. So verläuft das Gespräch auch weiterhin alles andere als warmherzig, und du schämst dich vor Andreas, bist aber gleichzeitig froh, nicht mehr sprechen zu müssen. Denn das Wort ist dir abhandengekommen. Nur eine Liedzeile fällt dir immer wieder ein: »Meine Mutter, die mich schlacht'!«

3

Clara hielt Mariechen im Arm, die immer wieder haltlos zu weinen begann. Sie wiegte das Kind und sah hin und wieder aus dem Fenster in die bewaldete Ebene hinein. Wohin ihr Blick auch schweifte: Blätterkronen überall, leicht und leise schaukelnd, genauso wie auch sie schaukelte, ihr Kind wiegte und ihm eine leise Melodie ins helle Haar summte, das fein und flaumig um den hellen Schädel herum wuchs. Clara war gerührt von so viel Zerbrechlichkeit und Zartheit. Es schien ihr, als wäre das Mädchen Abbild ihres momentanen Seelenzustandes, der sich nicht von dem Rot in ihrem Kopf erholen wollte. Da fiel ihr Josef ein, und sie schaute sich um. Er saß, die Schultern hochgezogen, seinen Stich betrachtend, den er von der Nadel noch in seinem Arm hatte, in einer Ecke.

»Mama«, sagte er plötzlich, als spüre er ihre Augen auf sich ruhen, »warum warst du weg? Wieso hat Johann uns abgeholt und ins Krankenhaus gebracht?«

Clara seufzte.

Dann stand sie auf, beugte sich zu ihm hinab und wisperte: »Da war etwas sehr Böses.«

Josef hob den Kopf und sah sie mit zitternden Lippen an. »Ich hab Bauchweh!«, meinte er nur.

Clara jedoch fuhr unbeirrt fort: »Etwas sehr Böses, Rotes, das mich mit sich nehmen will, mich verfolgt. Wir müssen uns gut verstecken, gut aufeinander aufpassen, denn sonst geschieht ein großes Unglück.«

»Sind wir deshalb hier versteckt?«, fragte Josef.

Clara nickte erleichtert. Er schien zu verstehen.

»Ja«, raunte sie. »Hier kann uns nichts geschehen. Die Natur wiegt uns. Die Bäume wiegt der Wind. Ich wiege Mariechen und dich. Alles wird gut.«

Wie zur Bestätigung hob sie die Hand und fuhr Josef zärtlich durchs Haar, doch genau in dem Moment pochte es an der Tür. Clara zuckte zusammen.

»Clara!«, tönte es.

Wer war das? Sie kannte die Stimme! Das musste Johann sein. Clara hielt den Atem an und bedeutete den beiden Kindern, zu schweigen.

»Clara, öffne!«, rief Johann. »Ich weiß, du bist da drinnen.«

Sie kauerte sich neben Josef und legte ihm die Hand auf den Mund. Da aber begann Mariechen zu weinen.

»Mach auf, oder ich trete die Tür ein!«, schrie Johann.

Clara wischte sich über die Augen und merkte, wie es an den Wänden der Hütte zu tropfen begann. Aus dem Holz drang Blut, floss in Rinnsalen über die Wände und bemalte den Boden mit dunkelroten Mustern. Sie konnte nicht mehr an sich halten, sprang auf und presste die Hand gegen Mariechens Mund.

In diesem Moment fing Johann an, mit den Füßen die Tür zu malträtieren. Knackgeräusche. Besonders stark war er ja nicht, versuchte Clara einen klaren Gedanken zu fassen, doch das Blut begann sich mehr und mehr auszubreiten, eine weite Lache auf dem Boden zu bilden, und sie spürte, wie ihr langsam die Sinne wegbrachen. Fest und fester presste sie ihre Hände gegen den Mund des schreienden Mariechens, das angefangen hatte, sich mit leichten Schlägen gegen ihre Umklammerung zu wehren.

»Hör auf!«, rief da Josef und stürmte auf sie zu.

Die Geräusche der Fußtritte wurden lauter und eindringlicher, schwollen an. Das Blut strömte nach und nach wie in Wellen in den Raum, stieg an zu einem kleinen See. Josef rüttelte an ihr; sie holte aus und drückte ihn von sich, sodass er gegen eine Holzleiste knallte und einen gellenden Schrei ausstieß.

»Josef, Josef, sei unbesorgt!«, erklang es von der anderen Seite der Tür.

Dann: Stille. Clara lauschte. Die Geräusche der Fußtritte waren verstummt. Sie sah ihren Sohn an, der mit entsetztem Blick in der Ecke lag und sie anstarrte, und hörte nicht auf, ihre Handfläche gegen Mariechens Mund und Nase zu pressen, die indes zunehmend stoßweise atmete und kaum noch Luft zu bekommen schien. Währenddessen stockte der Blutschwall, der sich nun schon des Saumes ihres weißen Kleides bemächtigt hatte.

Clara seufzte. Johann hatte aufgegeben! Kurz entspannte sie sich. Doch da ertönten erneut Geräusche, lauter diesmal und von härterem Nachklang. Was war das? Clara presste ihre Handfläche wiederum härter gegen Mariechens Mund, und auf einmal wurde es ihr klar: Johann musste die Hacke geholt haben! Clara sah, wie der scharlachfarbene See zu ihren Füßen kleine Wellen bildete, die hochschlugen und immer höher. Sie rang nach Atem. Dann schwankte es vor ihrem Blick.

Als Clara die Augen wieder öffnete, stand Johann vor ihr, Mariechen in den Armen. Clara nahm all ihre Kraft zusammen, stand auf und zog Josef mit sich, hinaus aus der Waldhütte.

Aus den Augenwinkeln nahm sie wahr, wie Johann ihr nacheilte, sie brutal an den Handgelenken fasste und zu sich umdrehte. Nahe kam sein Gesicht an das ihre heran. Doch dann: nichts als still. Ja: Er blickte sie nur an. Clara atmete schwer. Er würde ihr doch nichts tun, oder?

»Du bist mein Freund, Johann!«, wisperte sie.

Seine Augen starrten durch sie hindurch, starrten ins Leere.

»Du hast mir doch deine Freundschaft angeboten«, versuchte sie es erneut, stammelnd.

»Ja«, flüsterte er. »Ja, ich habe dir meine Freundschaft angeboten.«

Clara lächelte kaum merklich und schloss einen Augenblick lang die Augen.

»Bitte lass mich los. Ich will dieses Rot nicht«, sagte sie dann leise.

Johanns Griff lockerte sich. »Welches Rot?«

Clara wollte etwas antworten, doch da schoben sich die scharlachfarbenen Wellen endgültig ganz in ihren Blick hinein. Jetzt sah sie es: Es war Blut. Der Mann schlief mit ihr. So, wie Mutter es ihr aufgetragen hatte. Aber es war gar nicht spannend. Es tat weh. Sie kramte in ihrem Kopf nach einem guten Bild. »Kiwitt, kiwitt.« Doch die Melodie half nichts. Nichts würde jemals wieder helfen. Nichts würde diese roten Bilder und diese Melodie vereinen können. Nichts in ihr würde jemals begreifen. Sie war sich abhandengekommen. Sie begriff ihre Mutter nicht mehr, sie begriff sich selbst nicht mehr. Um dieses Unvermögen zu korrigieren, mischte sich rote Farbe in ihren Kopf. Sie sollte sie retten, wann auch immer jemand ihr zu nahe kam. Rot, das bedeutete: Sie verschwand und wurde anders. Erst als sie aus der Welle wieder auftauchte, kannte sie erneut ihren eigenen Namen, und sie sprach ihn vor sich selbst mit Staunen aus: »Ich bin also Clara.«

»Clara! Clara!«, säuselte es da.

Sie öffnete die Augen. Johann stand vor ihr und rüttelte an ihr, ihre Schultern fest im Griff. In diesem Moment begriff Clara, wo sie war, was geschehen war, und sie schlug ihm ins Gesicht. Johann wich nach hinten zurück, während Clara sich umdrehte und über den Laubboden zu hasten begann, den Saum des Kleides in einer raschen Bewegung raffend. Sie lief, lief, holte kaum Luft. Er war ihr Feind, ihr Feind wie alle anderen Männer. Immer würden die Männer nur Feinde sein, würden sie missbrauchen, als Puppe ansehen, benutzen, hassen. Clara lief, blind vor Entsetzen, an den Bäumen vorbei. Egal, wohin, nur fort! Doch mit einem Mal hörte sie Schritte im Rücken, Laub raschelte, sie rang nach Atem, lange würde sie dieses Tempo nicht mehr durchhalten. Plötzlich drückten ihr Hände den Mund zu, und sie kippte nach vorne. Unsanft fiel sie ins Laub. Da ertönte in ihrem Nacken eine fremde, laute Stimme.

»Polizei. Clara Löwenberg, Sie sind verhaftet.«

Früher

Du erinnerst dich: In dieser Nacht kannst du schwer einschlafen. Ist es Zufall oder Schicksal, dass du Andreas begegnet bist? Die doppelte Falte, die sich in den Daunen der Bettdecke gebildet hat, erscheint dir plötzlich riesengroß. Erinnere dich, Clara: Du liegst und liegst. Liegst wie ausgestopft und wünschst dir, Andreas wäre hier. Ihr könntet gemeinsam nebeneinanderliegen, wie siamesische Zwillinge. So, wie du es früher immer mit dem Großvater getan hast, der schon so lange tot ist. Ja: So eine Einheit sein mit Andreas, das wäre schon was! Einer wäre der Boden des Hauses und einer das Dach. Aber es wäre kein Haus wie dieses, in dem von jeher eine Gespensterangst wohnt, Clara, oder? Ja, erinnere dich: Mit einem Mal hast du eine Sehnsucht. So ineinander verschachtelt gelingt einschlafen doch immer, denkst du. Dann seufzt du und rollst dich von Seite zu Seite. Ob das Liebe ist? Ob noch alles gut werden würde?

4

Johann saß an seinem Tisch und starrte ins Leere. Immer noch hatte er Claras Gesichtsausdruck vor Augen, als man die Kinder entfernt hatte. Trauer war darin zu lesen gewesen und eine seltsame, kaum definierbare Form der Entrückung. Das war nicht das Antlitz einer Mörderin! Es war das Gesicht einer verzweifelten, traurigen Frau.

Johann fuhr sich durch die Haare, unfähig, einen klaren Gedanken zu fassen, geschweige denn sich mit seiner Arbeit auseinanderzusetzen. In seinem Kopf überschlugen sich die Bilder und Ideen. Was, wenn *er* es war, der wahnsinnig geworden war? Er konnte es doch Josef und Mariechen gegenüber gar nicht verantworten, dass diese nun im Falle eines Urteils ihre Mutter verlören! Wie nur sollte er mit dieser Schuld umgehen? Noch mehr Schuld, dachte er, noch mehr Schuld, angehäuft gerade in seinem Leben, das er doch immer so redlich zu führen gedacht hatte! Wie hatte das nur geschehen können? War es Ironie des Schicksals?

Johann stand auf und durchmaß mit drei langen Schritten den Raum. Dann drehte er sich um, riss mit einer raschen, abrupten Geste das Fenster auf. Er brauchte frische Luft.

»Hm«, summte Johann einen Ton in den Wind hinein.

Die Luft hier war lau und gut, sie roch bereits nach Herbst. Johann blickte auf die ihm so vertraute Straße hinab und merkte, wie die Erinnerungen ihn einholten: Genau so war er vor nicht allzu langer Zeit hier gestanden und hatte Claras Rücken, ihre so grazile und engelhafte Gestalt aus der Vogelperspektive beobachtet! Die Ereignisse hatten sich seitdem überschlagen, alle möglichen Arten von Gefühlen einander abgewechselt: Zögern, Schuld, Angst, Liebe, Verlust, erneut Liebe – und am Ende: wieder Liebe. Johann wischte sich über die Augen. Ja, tatsächlich, am Ende seiner Reise war er wieder bei der Liebe angekommen. Bei seiner Liebe zu Clara und – was ihm mit einem Mal noch viel dringlicher erschien – bei seiner Liebe zu dem kleinen Josef.

»Bringst du mir Schwertkämpfen bei?«, kreisten die Worte aus der Erinnerung wieder und wieder in seinem Kopf umher.

Johann griff sich an die Brust. Er spürte, wie ihm in der Herzgegend ein Riss verlief, als hätte jemand ihn in der Mitte auseinandergezogen.

»Ja«, flüsterte er. »Sei ohne Sorge, mein Sohn. Ich bringe dir Schwertkämpfen bei!«

Er biss sich auf die Lippen. Nun hatte er sogar laut mit einem Bild in seinem Kopf gesprochen! So konnte es doch nicht weitergehen! Er musste, dachte Johann, während er wieder einige Zeit umherging, Klarheit in die Dinge bringen. Hoffentlich hatte das Gericht bald ein Urteil gefällt. Vermutlich würde er sonst wohl noch wahnsinnig werden.

Er beschloss, ein wenig spazieren zu gehen. Ja: Etwas ruckte und ruckelte in ihm. Sorgfältig legte er seine Arbeitsunterlagen in seine Tasche, bevor er die Tür seines Zimmers hinter sich verschloss. So verließ Johann zielstrebig, fast als durchwehe ihn eine fremde Macht, das Haus. Mit bemüht raschem Tempo schritt er den Waldweg entlang, der sich unmittelbar vor dem Hause befand. Langsam stiegen die Abendnebel in die Höhe. Die Nacht kam gezogen. Dämmer hatte begonnen das Tal zu bedecken. Blass sah der Mond am Firmament aus. Johann schloss die Augen, doch das Bild Claras schlich sich hinter seine Lider, hämmerte im Kopf nach. Und plötzlich hatte er Angst.

Es dauerte eine Weile, bis er das alte Wirtshaus auf dem Berg erreicht hatte, wo er gedachte einzukehren. Das Grauen wurde größer, als er sich dem Gebäude näherte. Ja: Wie ein dunkler Traum stand es da und glich einem Schatten. Für einen Moment dachte Johann, dass er nirgendwo mehr sicher sei, und wollte umkehren. Doch etwas in ihm trieb ihn an. Grau wehte ihm die Luft entgegen, als er den Weg weiter entlangging. Der Nebel sah aus wie ein Mantel, der das Haus einzuhüllen schien. Doch auf einmal schien der Mond sein Begleiter zu sein. Johann legte den Kopf in den Nacken, sah, wie die Sterne über ihm schimmerten, den Nebel als Lichtpünktchen durchdrangen. Er nahm seinen Mut zusammen, bevor er die Stube betrat. Er würde es schon schaffen, sich bei einem guten Glase Wein abzulenken, dachte er, oder?

Früher

Erinnere dich: Über Monate hinweg flirrt Andreas Schmidt jetzt in deinem Kopf umher. Seine eigentümliche Sanftheit hat dich berührt. Ja, Clara. Du erinnerst dich: Schüchtern ist sein Blick, weicht nach innen aus, wenn man versucht, ihn zu erhaschen. Und dennoch, trotz all der Zartheit: Er weiß, was er will! Hin und wieder kommt er dich also besuchen in diesen Tagen. Und hin und wieder erscheinen die Tage nun fast licht. Allein der Stiefvater stört, wieder und wieder. Manchmal betrachtest du ihn fremd, diesen Tyrannen, wie aus Andreas' Augen heraus. Ein hageres Männlein ist er geworden, selbst kaum breiter als sein Gehstock, den er so gern schwingt. Und für Momente hat er dann all seine Bedrohlichkeit verloren. Dann aber wollen seine Hände dich wieder, und in dir ist nichts als Rot. Du kippst weg, hast keine Ränder. Bist du vielleicht in Wahrheit schon tot, Clara?

5

So vergingen die Wochen. Clara war in Haft, während man die Kinder, wie Dollfer Johann mitteilte, bei Egons Schwester Tante Meri untergebracht hatte. Johann lief wie in einer Art Blase umher. Er funktionierte, verrichtete die täglichen Handgriffe und Arbeiten, und doch schien es, als habe eine seltsame Schwere sein Leben befallen. Das begann schon mit dem ersten Schritt, den er morgens aus dem Bett heraus und auf den Boden setzen musste. Die Sinnhaftigkeit aller Handlungen schien nicht mehr erreichbar; es fehlte die Freude.

Eines Abends, als man gemeinsam beim Abendessen saß und Johann lustlos in dem von Felicitas zubereiteten Kaiserschmarrn stocherte, der früher doch sein Leibgericht gewesen war, geschah es, dass die Mutter ein Wort an ihn richtete, wie sie es noch nie getan hatte.

»Ich weiß, dass du sehr verliebt in sie warst«, sagte sie plötzlich.

Johann blickte auf. Konnte es sein, dass seine Mutter ihn so gut kannte? »Wie … wie lange schon …?«, stammelte er, und die Mutter lächelte, während sie ihren Kopf senkte und schamhaft ihren Teller betrachtete.

»Von Anfang an wusste ich es«, sagte sie sanft. »Schon als du nur von ihr sprachst.«

Johann rang nach Luft. Er fühlte sich wie ein gestrandeter Fisch.

»Ich habe dich geboren«, meinte die Mutter nun. »Eine Mutter spürt so etwas.«

»Ich dachte, dass du …«, stotterte er herum. Er suchte nach Worten, merkte, wie er rot wurde, und schließlich nicht mehr wusste.

»Dass ich in meiner Welt lebe?« Seine Mutter lachte, während sie die Gabel in ihren faltigen Händen drehte.

»Nun, du warst seit Vaters Tod sehr abwesend«, versuchte er es anders. Er merkte, wie die Augen der Mutter sich nach und nach mit Tränen füllten, und griff zart nach ihrer Hand. »Verzeih!«, flüsterte er.

In diesem Moment brach es aus den beiden heraus, und sie umarmten einander fest. Johann spürte, wie der zarte Leib der Mutter in seinen Armen bebte. Und doch war nicht klar, wer wen hielt; sie schienen einander mit einem Mal ganz und gar ebenbürtig zu sein in ihrer Verletzlichkeit.

Wie lange war das schon nötig gewesen!, dachte Johann. Stille lag zwischen ihnen, und Johann kam das Licht in diesem Zimmer mit einem Mal seltsam hell vor. Irgendwie, fand er, war doch alles in Ordnung so, wie es war. Doch da fiel ihm der kleine Josef ein, und er spürte, wie ihm der Atem schwer wurde. Rasch wischte er seine Betrübtheit weg und strich der Mutter freundschaftlich über die Oberarme.

»Clara Löwenberg ist krank«, sagte diese nun, während sie seine Tränen mit der leberfleckigen Hand wegwischte.

Johann nickte. »Ich habe noch einmal mit Inspektor Dollfer telefoniert. Sie hat offenbar eine Art Wahn aufgrund ihres Aufwachsens. Bereits als junges Mädchen, keine achtzehn, wurde sie von ihrer Mutter, einer Lebedame, an einen alten reichen Mann verkauft.«

Die Mutter biss sich auf die Lippen. »Wie fürchterlich!«, murmelte sie. Sie schüttelte den Kopf, sodass sich ein paar der grauen Strähnen aus ihrem Dutt lösten. Dann herrschte für einen Moment Schweigen. »Man kann ihr nicht einmal richtig böse sein, nicht wahr?«, ergänzte sie nun ein wenig betrübt.

Johann schwieg. Ihm fehlten die Worte. Und dennoch schien die Liebe der Mutter plötzlich auf eine seltsame Art und Weise all den Wahnsinn zu bergen, der in seinem Innersten zum Vorschein kam.

Früher

Eines Tages, als Andreas wieder bei dir ist, ertönt ein dumpfer Schrei aus der Küche, der von der Mutter stammt. Es ist ein Schrei wie die Spitzhacke, Clara, erinnere dich: Er dringt dir durch Mark und Bein. Sofort hastet ihr in den Nebenraum.

Da fällt dein Blick in die Mitte des Esszimmers. An dem Mahagonitisch sitzt der Stiefvater, seine Pfeife in der einen, einen fackelnden Geldschein in der anderen Hand haltend. Rot lodert es in dir. Du gerätst ins Straucheln.

»Was ist das denn?«, stotterst du verwirrt.

Der Stiefvater presst seine Lippen aufeinander. »Geld!«, sagt er dann.

»Warum tust du das?«, fragt die Mutter, die versucht, sich zu fassen, und einen möglichst harmlosen, alltäglichen Tonfall anschlägt.

»Sind doch ohnehin reich, diese Luder«, sagt der Stiefvater geringschätzig zu Andreas.

Du begreifst, er meint dich damit. Erinnere dich, Clara: Du kannst es kaum fassen, betrachtest den Mann, der da vor dir im Schlafrock kauert: Klein und hager sieht er aus, und auf einmal lässt ihn sein schmaler, ausgemergelter finsterer Kopf an eine Höllengestalt erinnern. Clara, erinnere dich: Da sitzt dieser alte Mann am Tisch und blickt wirr in die Flammen, fackelt sämtliche Scheine vor euren Augen ab. So geht das eine ganze Weile. In dir nichts als eine Mauer, du hast keine Worte mehr. Betrachtest den Mann, der mit seinem Tun fortfährt. Sorgfältig zerbröselt er die Asche des Geldes im Aschenbecher. Danach steht er auf, greift nach seinem Stock, geht im Zimmer umher und beginnt, mit seinem Stock auf den Boden zu klopfen.

»Es ist mir sehr unangenehm, Herr Schmidt«, flüsterst du. »Wissen Sie, mein Stiefvater wird mit den Jahren immer seltsamer!«

Andreas aber bleibt gelassen.

»Ich empfehle mich«, sagt er und wendet sich zum Gehen.
Das ist das Ende der Welt, Clara, denkst du. Bestimmt wird er jetzt nie wiederkommen. In dir ist es dunkel und traurig. Geschlachtet bist du wie das Kind im Märchen, erinnere dich.

6

Johann atmete tief ein und aus. Wie gut es doch war, wieder hier zu sein! Der Wald war voller Geräusche. In jeder Ecke lag Leben. Er sah die Sonne durch die Blätterdächer hindurchschimmern. Hinter ihnen zeichneten sich die Lichter einer herrlichen Dämmerung ab. Johann lächelte und ging weiter. Durch die Wildnis, das Gestrüpp des ihm seit Kindertagen vertrauten Bergwaldes, zwischen Föhren und Kiefern hindurch. Da vollzog der Weg eine Krümmung. Johann erhöhte sein Tempo, als er Schritte im Rücken vernahm. Aus irgendeinem Grund schauderte ihn. Rasch versuchte er sich einzureden, dass das doch alles nur Einbildung sei – aber nein, die Geräusche näherten sich, schwollen an. Johann fuhr herum. Da blickte er in das Gesicht des Studenten!

»Oh, Sie sind wieder hier?«, rief dieser freundlich aus und kam mit einem Lächeln auf ihn zu.

Johann atmete auf. Seltsam, aber ihn erleichterte der Anblick dieses Knaben unendlich.

»Ja … und Sie …?«, entgegnete er.

»Immer in den Ferien. Die Natur tut mir sehr gut.«

Johann nickte und betrachtete den Mann. Es war mit einem Mal, als hätte das Leben ein unsichtbares Band zwischen ihnen geknüpft, genauso, wie es das zwischen ihm und Egon, ihm und Josef getan hatte. Johann merkte, dass diese Begegnung ihn aus irgendeinem Grund im Herzen rührte. Lächelnd schritt er auf den Studenten zu. Wenn dieser die Liebe zu Clara verwunden hatte, dachte er, so würde auch er es irgendwann einmal tun!

»Gehen Sie ein Stück des Weges mit mir?«, schlug er vor und fühlte, wie seine alte Herzlichkeit langsam zurückkam. Das Gesicht des Studenten wurde noch eine Spur heller und freundlicher; er nickte und lächelte.

»Sehr gut. Ich lade Sie auf ein Bier ein«, sagte Johann und

klopfte dem schönen jungen Mann freundschaftlich auf die breiten Schultern. So schritten sie stumm einher und sogen die kühle Waldluft ein.

Wie seltsam wir Menschen doch sind!, dachte Johann, während er den jungen Mann ansah. Kaum hatte man das Wirtshaus erreicht, setzte man sich nebeneinander und nippte, ein jeder schweigend und für sich, an seinem Krug.

»Die Welt ist ein offenes Grab, und es gibt keinen Trost«, sagte der Student in dem Moment.

»Nein, das kann es nicht sein!«, meinte Johann und schüttelte den Kopf. Fast trotzig kam der Satz aus ihm heraus, ja, beinah so, als spräche hier ein kleines Kind. Er atmete schwer. Plötzlich fühlte er sich sehr müde. Schließlich schickte er sich an, den Heimweg anzutreten. Doch auch in seiner Stube fand Johann in dieser Nacht keine Ruhe.

Er wollte schlafen, aber die Zeit hatte ihr Gleichmaß verloren.

Diese geschaffene Welt, diese Städte, sie sind kein Bestandteil der Natur, begriff er da. Ja: Wie komisch kam ihm auf einmal sein Heim im Vergleich mit dem Hof am Berg vor.

»Aber was ist schon Natur?«, sinnierte er weiter und lachte sich selbst aus.

So grübelte er nach über nichts und wieder nichts und war sich dabei seiner selbst überdrüssig. Je später es wurde, desto träger flossen seine Gedanken, rissen dann jäh ab. Müde sah der Nachthimmel zum Fenster hinein, nur Johann konnte nicht schlafen, bis die Hähne krähten. In ihm toste eine namenlose Angst.

Früher

Erinnere dich, Clara: An diesem Tag, an dem der Stiefvater das Geld abfackelt, wehrst du dich gegen die rote Farbe. Wolltest du nicht eine Mächtige werden, Clara? Eben, also: Du läufst Andreas nach, fasst ihn am Arm und drehst ihn sanft in deine Richtung.

»Ich führe Sie besser einmal durch die Wohnung«, versuchst du die Situation zu retten. »Seit wir hier renoviert haben, hat sich einiges geändert.«

Er lässt sich überreden. So schreitet ihr den Flur entlang, fremd, »Spitzhacke!«, tönt es in deinem Kopf, und wieder fällt dir der alte Kehrreim ein: »Meine Mutter, die mich schlacht'!«, doch du willst ihn nicht haben, führst Andreas Schmidt tapfer umher.

»Sehen Sie oft aus dem Fenster, während Sie träumen?«, fragt dieser ganz plötzlich.

»Ja«, lächelst du leise.

»Und Sie beobachten die Menschen und denken über Ihr Leben nach?«

»Das tue ich!«

Wie gewinnend er ist, wenn er lächelt, leuchtet, denkst du, oder? Und noch einmal keimt eine Art Hoffnung in dir auf. Vielleicht lässt sich der Stiefvater umstimmen und du kannst ihn heiraten? Ja – er ist der Einzige auf der Welt, den du heiraten willst! Denn so hast du dich nur mit dem Großvater gefühlt, irgendwann einmal, als es noch Märchen, Träume und Sterne gab, ganz am Anfang.

7

Als Johann am nächsten Tag nach einem kurzen Morgenspaziergang auf sein Zimmer gehen wollte, bemerkte er, wie sich ein Schatten näherte. Er zuckte zusammen und fuhr herum. Es war der Wirt.

»Ein Anruf für Sie!«, sagte er.

Johann wusste nicht, ob er aufatmen sollte, nickte jedoch und eilte hinter die Rezeption, wo er den Hörer entgegennahm.

»Hallo?«

»Ja, hallo, hier Dollfer!«, ertönte es.

Johann wurde schwer ums Herz. Hatte denn dieser Alptraum kein Ende? Doch da vermeinte er, Inspektor Dollfer lächeln zu hören.

»Sie denken wahrscheinlich, dass es nie genug ist mit dem ganzen Unheil«, sagte er.

»Woher wissen Sie das nur?«, entfuhr es Johann, und er merkte, wie sympathisch Dollfer ihm mit den letzten Wochen geworden war.

»Nun, das war nicht schwer zu erraten. Wir sind jedoch fast fertig mit dem Fall Clara Löwenberg. Es lichtet sich. Nur eine Frage erlauben Sie mir noch«, sagte Dollfer gemütlich.

»Nun, gern«, sagte Johann.

»Offenbar«, begann Dollfer also, »hat Clara Löwenberg ihren Mann seinerzeit angestiftet, sich das Bein abzuhacken. Damit sie ihre Schulden begleichen konnten. Die beiden führten ein sehr ausschweifendes Leben und waren schwer verschuldet, wie die Ermittlungen ergaben.«

Johann fehlten die Worte. Ein Bild schoss ihm in den Kopf, das Egon am Boden kauernd zeigte. Er schloss die Augen, doch vermeinte er das Stöhnen Egons zu hören. Johanns Lider zuckten.

»Unglaublich!«, rief er leise.

»Ja«, bekräftigte Dollfer mit dem gewohnt gelassenen Unterton in der Stimme. »Ich frage mich nur, wie man so etwas tun kann? Die einzige Möglichkeit der Erklärung: Clara Löwenberg muss eine Art gespaltene Persönlichkeit besitzen. Anders lässt es sich nicht erklären, oder? Also, wie Egon Löwenberg so etwas tun konnte. Aber egal. Wichtig ist: Sie haben den Herrn doch in seinem eigenen Blut gefunden. Wären Sie bereit, eine Aussage zu machen?«

Johann atmete fest ein und aus.

»Natürlich«, sagte er dann tonlos.

Früher

»Und, mögen Sie den Ort, die Wohnung hier?«, will Andreas Schmidt bei seinem nächsten Besuch wissen.

Erinnere dich: Es berührt dich, dass er dir persönliche Fragen stellt. Du nickst. »Ja.«

»Haben Sie denn Freunde?«, ist die nächste Frage.

»Ich weiß nicht, ob man das so nennen kann. Aber ich habe Marie und Regine …«, antwortest du zögerlich. Er lacht.

»Und haben Sie denn nie überlegt, dass Sie vielleicht einmal woanders hinziehen, Ihr eigenes Leben leben könnten, nach der Matura?«, dringt er weiter in dich ein.

Und mit einem Mal greifst du nach seiner Hand, fühlst dich stark, groß und mächtig. Erinnere dich, Clara: »Ja!«, sagst du.

Und dann tust du, was die Mutter stets gemacht hat, in den Nächten hinter der Tür, mit den hechelnden Männern. Du tust, was dein Stiefvater immer mit dir gemacht hat, gegen deinen Willen. Ja: Du weißt inzwischen Bescheid. Weißt, dass dich nur eines zur Macht führen wird: deinen Körper an den von Andreas zu schmiegen. Oder? So lässt du deine Kleider fallen, zart und leicht. Gleichst dabei nach außen hin einem

Engel. Eure Körper verschachteln sich ineinander. Das sollte das Glück sein, Clara, denkst du da, oder? Doch das Bild des Stiefvaters schwappt immer wieder messerscharf dazwischen.

»Spitzhacke!«, ruft es in dir. Und: »Kiwitt, kiwitt!« Du willst etwas entgegnen, innen aber ist es nur rot.

8

Immer noch konnte Johann es nicht ganz begreifen. Im Zuge der Ermittlungen hatte sich herausgestellt, dass Clara auch ihren Stiefvater auf dem Gewissen haben musste, was die Mutter und sie wohl seinerzeit als Raubmord vertuschen konnten. Ihn schauderte stets, wenn er an die so weich und schön anmutende Frau dachte, und es gelang ihm einfach nicht, das Bild, das er in seinem Kopf hatte, mit diesen Taten in Verbindung zu bringen.

Das Leben ist und bleibt voller Rätsel, sagte er sich seufzend und machte sich schweren Herzens auf den Weg nach Hause und zu seinen Büchern. Denn es galt, nach Ptolemäus ein neues Forschungsthema zu finden, um den Weitblick und das Gefühl für den Reichtum der Dinge in der Welt nicht zu verlieren. Doch noch wurden seine Gedanken von etwas anderem beherrscht. Er fühlte sich Josef gegenüber verantwortlich, aber er traute sich nicht, Kontakt mit ihm aufzunehmen. Ja: Seltsam leer fühlte er sich, ohnmächtig und unfähig, zu handeln. Ihm schwirrte der Kopf. Es war, als hätte sein Gehirn eine Art Sonnenbrand. All die Erlebnisse der letzten Monate waren zu viel für ihn gewesen. Zuerst der blutende Egon im Wald, dann sein plötzlicher Tod, die rasch aufkeimende Liebe zu Clara und das Rattengift in ihrer Tasche, die beiden vergifteten Kinder. Ihm war, als wandle er in einem seltsamen Traum, aus dem es keinen Ausweg gab. Jede Bewegung kostete Mühe, so als wäre sein gesamter Körper einbandagiert und er müsse ein großes Gewicht tragen.

Johann sammelte seine Kraft, streckte die Hand aus und schob den Schlüssel ins Haustürschloss. Vielleicht kam die Müdigkeit als Schutz über ihn? Er trat in den Flur, in den die letzten Sonnenstrahlen in Streifen hineinfielen. Er gähnte und beschloss, kein Licht zu machen. Es bedeutete im Moment zu viel Anstrengung für ihn. Langsam schloss er die Tür und tastete sich im Halbdunkeln den Flur entlang. Vage nahm er die Gemälde seiner Mutter wahr, die alte Kommode neben dem geschwungenen Kleiderständer mit den fein verzierten Holzfüßen, den siebenarmigen Kerzenleuchter, der auf der Kommode stand. Er kannte diese Gegenstände alle seit seiner Kindheit, und doch waren sie ihm plötzlich fremd geworden. Vielleicht, dachte Johann, war es an der Zeit, etwas Neues zu beginnen? Einfach auszubrechen, sich eine Frau zu suchen, ein eigenes Haus, etwas, das nur ihm gehörte und ihn erfüllte?

Er rieb sich die Augen, während er ins Wohnzimmer schritt. Noch war er nicht fähig, in sein Zimmer zu gehen. Er ließ sich mit einem lauten Seufzen aufs Sofa fallen und starrte vor sich hin. Nein, er konnte nicht. Und er wusste auch, warum: Seine Mutter war der Grund. Nach dem Tod des Vaters schien es unmöglich, sie mit Felicitas allein zu lassen. Er war es ihr als Sohn schuldig, für sie da zu sein. Hatte sie ihn nicht geboren, unglaubliche Schmerzen ausgestanden, ihn als Erste in die Arme genommen, als er ein kleines, runzeliges Bündel gewesen war, schutzlos und ausgeliefert? Mit einem Mal schmerzte es Johann, dass er so eine Erfahrung nie machen würde: ein Kind gebären.

Er fuhr sich durchs Haar. Seltsam, wie viele Gedanken auf einmal in ihm sprudelten. Vielleicht lag die Müdigkeit daran, dass er einfach zu viel dachte im Moment? Er zog ein Bein an den Bauch und merkte, wie er mehr und mehr in den Polstern einsank. Er schloss die Augen. Nein, er konnte jetzt nicht hinaufgehen. Konnte sich nicht in dieses Bett legen, das noch immer nach Clara roch, das von ihrer gemeinsamen Liebesnacht sang. Ich habe mich in eine Mörderin verliebt, dachte Johann. Zuerst glaubte ich, es würde mir nie passieren, mich zu verlieben. Dann in eine, die verheiratet ist und noch dazu zwei Kinder hat! Und am Ende ist sie auch noch eine Mörderin! Er war unfähig, sich zu bewegen. Was, wenn Clara Egon umgebracht hatte, um bei ihm, Johann, zu sein? Was, wenn nun die Schuld ganz und gar bei ihm lag? Plötzlich kam es ihm so vor, als wüsste er genau, dass Egons Geist zwischen seinen Laken liegen und ihn empfangen würde. Seine Finger begannen zu zittern. In dem Moment ging das Licht an. Johann stieß einen Schrei aus.

»Ruhig, ruhig!«, kam es da von der Tür.

Mit aufgerissenen Augen blickte Johann in Felicitas' spitzes, schielendes Gesicht. »Felicitas!«

Die Haushälterin sah ihn an und verzog den Mund zu einem schmerzvollen Lächeln. »Ich habe Sie kommen hören.«

Johann nickte.

»Tee?«, fragte Felicitas.

»Nein ... Ja ... Nein ...«, stotterte er gedankenverloren.

Da kam Felicitas mit leicht schleifenden Schritten, den Kopf wie gewöhnlich nach vorne gebeugt, zu ihm und sah ihn an. Sie kaute für einen Moment an der Oberlippe, bevor sie schließlich herausbrachte: »Es tut mir leid, Johann!«

Er blickte auf. »Was tut Ihnen leid?«, fragte er müde und fühlte, wie sich eine dumpfe Schwere auf seine Lider senkte.

Felicitas hob die Arme ratlos in die Höhe, fuchtelte in der Luft herum, schwieg. Endlich kam ein Wort aus ihr: »Alles«, sagte sie.

Johann fühlte, wie die Watte wich, die eben noch die Gegenstände umgeben hatte, und in seinem Herzen spürte er einen Stich. »Danke.«

Felicitas kam einen Schritt näher und spielte mit ihren runzeligen Händen. »Ich habe Frau Löwenberg schlechtgemacht. Das wollte ich nicht. Ich weiß, dass da eine große Liebe war. Ich –«

Johann erkannte, dass er sich nicht mehr beherrschen konnte. Er begann förmlich aus sich herauszurinnen. Mit einer hilflosen Geste stützte er die Ellenbogen auf die Beine, legte seinen Kopf in die Hände und weinte. Es tat gut. Er spürte Felicitas atmend neben ihm. Sie schwieg. Sie war da, wie sie immer schon da gewesen war, ein Haushaltsgegenstand und doch mehr, eine kleine schrullige Schildkröte, die aus irgendeinem Grund zu einem wichtigen Teil seines Lebens geworden war. Als die erste Welle des Schmerzes abgeebbt war, deutete er auf das Sofa.

»Setzen Sie sich doch.«

Felicitas sah ihn mit großen Augen an.

Johann lächelte. »Ja bitte, setzen Sie sich«, wiederholte er.

Felicitas nahm Platz. Das Sofa knirschte.

»Und trinken Sie einen Tee mit mir«, sagte er dann leise und freundlich.

»Sehr wohl, Herr.«

Früher

Bald schon ereilt dich die Botschaft, Clara, erinnere dich. Du hast es bereits geahnt: Man zwingt dich, reich zu heiraten. Einen Hofrat. Doppelt so alt wie du ist er, doch es hilft nichts. Die Mutter und der Stiefvater, sie wollen es so. Danach wird alles anders. Als du Andreas Schmidt wenige Tage später in der Pause im Theater triffst, ignoriert er dich. Es ist, als wärst du Luft. Deine Haut wird porös, alles bröckelt ab. Die Wände, sie laufen auf dich zu, Clara, erinnere dich. Es ist, als gäbe es keinen Raum. Du näherst dich Andreas, den Rücken möglichst gerade haltend. Ja, »Siegerin bist du, vergiss das nicht, Clara!«, sagt eine Stimme in dir, und du bemühst dich, ihr zu folgen.

»Wieso ignorieren Sie mich?«, möchtest du wissen.

Andreas wird ein wenig rot, und du kannst sehen, wie seine sinnliche Unterlippe bebt. Diese erscheint dir mit einem Mal kein bisschen schön mehr, fast eher fleischig. Seine Lippen sind zwei Nacktschnecken, die sich jetzt aneinanderschieben, ihre Körper kräuseln. Nacktschnecken aus blutroter Farbe, oder? Erinnere dich, Clara: Ekel überfällt dich.

»Nun, Sie sind eine Leichte«, sagt Andreas dann, ohne dich anzusehen.

Für einen Moment herrscht Stille.

»Wie ich hörte, sind Sie doch einem anderen versprochen, oder?«, fügt er dann kalt hinzu.

»Woher wissen Sie das?« wisperst du.

»Ihr Stiefvater hat es mir erzählt, als ich ihn neulich zufällig auf der Straße traf.«

In dir reißen Mauern auf. Aber du kennst das bereits, oder? Ja, Clara, du wahrst wie immer den Schein: Blickst charmant lächelnd zu Boden. Darfst dir jetzt auf keinen Fall eine Blöße geben, versuchst, verführerisch zu sein, und hantierst an deinem Täschchen, um eine Zigarette herauszuholen. Und nach einigen Atemzügen kommen die Worte wieder, denn du hast beschlossen, zu den Gewinnern zu gehören.

»Jedoch scheint es Ihnen letztes Mal mit mir gefallen zu haben«, sagst du also nur kokett lächelnd.

Mit diesen Worten rauschst du ab, der Schritt wippend, gefasst nach außen hin. In dir aber eine namenlose Stille. Du hast keine Ränder, Clara. Aber eines ist sicher: Ab jetzt wirst du mit ihnen spielen und sie wieder verlassen, alle jungen Männer der Welt, um dich an diesem einen zu rächen. Mit den nächstbesten Studenten wirst du etwas anfangen, morgen schon! Und reich wirst du heiraten und eine Mächtige sein. Nur das, Clara. Denn du bist eine Siegerin. Und nie wieder wird es rot sein in dir, nein!

9

Am nächsten Morgen brachen Josef, Mariechen und ihre Tante Meri, zu der man die Kinder in Obhut gegeben hatte, früh zum Gericht auf. Am Vortag hatte Regen eingesetzt, und auf dem Fluss, der zum Gericht hinführte, lag ein dunkler Schein. Auf dem Weg zum Verfassungsgebäude schritten zwei Menschen dahin, die Josef komischerweise traurig stimmten.

Da erblickte er die Mutter, wie sie vor der Treppe stand, die ins Gericht führte, und für einen Moment leuchtete etwas auf in ihm. Doch der Schmerz, der dann kam, war nur umso härter. Rasch zog seine Tante ihn weiter, sodass er seine Mutter nicht begrüßen konnte.

Das Landesgericht war ein weißes Gebäude, in dem ihre Schritte nur so hallten. Außer in der Kirche hatte Josef nie so einen Hall gehört. Er setzte vorsichtig seine Tritte, mit größter Sorgfalt ging es in den Empfangssaal.

»Nun schau nicht so«, sagte Tante Meri, die Schwester seines Vaters, eine schwabbelige Frau mit dichten Augenbrauen und einem ranzigen Geruch nach Kuchen, lächelnd. Doch Josef konnte nicht an sich halten ob des gigantischen Anblicks. Mit großen Augen betrachtete er die Menschen, die an ihnen vorüberzogen.

»Warum müssen wir dahinein?«, fragte er und weigerte sich, nach Tante Meris Hand zu fassen.

»Ich mag heim«, begann nun auch Mariechen zu quengeln.

Tante Meri griff grob nach Josefs Fingern, und er ließ es schließlich geschehen und erwiderte deren Druck.

So gingen sie, nun schweigend, Hand in Hand den Gang zum Verhandlungszimmer entlang und betraten schließlich einen Raum, der an die Kirche erinnerte. Nur befanden sich in ihm keine Bänke, sondern Stühle, fein säuberlich aneinandergereiht. Und ganz vorne stand eine hölzerne Tribüne.

In diesem Moment erschien auch Johann an der Eingangstür. In Josefs Kopf wurde es heller, er lächelte den Freund an, dessen Gesicht jedoch bleich und ausdruckslos war. Johann setzte sich, fast wie um ihn zu schützen, nahe zu ihm.

»Erheben Sie sich«, schallte es da durch den Gerichtssaal.

Kurz darauf betrat ein Mann mit weißer Perücke und wallendem schwarzen Mantel den Raum.

»Richter Rabenhorst«, wisperte Tante Meri.

Josef fand, dass der Mann an einen Priester erinnerte.

Richter Rabenhorst setzte sich umständlich auf seinen Platz. Dazu musste er erst seinen Talar zurechtzupfen und ein wenig lüpfen.

Da wurde eine Frau auf die Tribüne geführt. Hell und weiß wie ein Engel war sie, seltsam entrückt sah sie aus. Mutter! Josefs Herz begann zu hüpfen. Er stand auf.

»Mama!«, rief er. »Mama!«, bis Tante Meri nach ihm griff und ihn auf den Stuhl zurückriss.

»Sei still!«, raunte sie.

Die nächsten Momente ereigneten sich hastig, überschlugen sich fast. In Josefs Kopf raste es. Die Mutter wurde befragt, er konnte sich jedoch nicht richtig konzentrieren auf das, was sie sagte. So wandte er den Blick Johann zu.

»Wie schön, dass du da bist!«, wisperte er in Richtung des alten Freundes. Der indes schwieg und betrachtete seine eigenen Hände, als wären sie ihm eigentümlich fremd.

»Nun, Frau Löwenberg, Sie stehen unter Verdacht, Ihren Gatten getötet zu haben. Mit Rattengift«, sagte der Richter da.

Noch immer verstand Josef nicht, was hier eigentlich geschah. Seine Mutter den Vater getötet? Wie konnte das sein? In diesem Augenblick stieg jedoch die Szenerie wieder vor seinen Augen empor: Vater, das säuglinghaft sanfte bläuliche Gesicht, der Puls, der nicht mehr pochen wollte in den Adern. Josef versuchte zu schreien, doch eine stumme Kraft drückte seine Kehle zu. Die letzten Worte, die er hörte, bevor er blass nach hinten sank und sich vor seinen Augen ein rauschender Sternenhimmel zu bilden begann, waren jene: »Dann bitte ich nun Johann Glücksstein in den Zeugenstand.«

Kurz war da nichts als Schwärze. Als Josef die Augen wieder aufschlug, sah er, wie Johann sich entfernte und auf die Tribüne zuschritt.

»Johann!«, rief er leise, sodass kaum einer außer diesem selbst es wahrnahm.

Johann drehte sich kurz um und nickte ihm zuversichtlich zu.

»Johann«, flüsterte Josef erneut.

»Sei still!«, mahnte ihrerseits Tante Meri erneut, doch Josef nahm kaum Notiz von ihr.

Mit leuchtendem Blick dachte er an das Kampfschwert und fixierte den freundlichen Mann, wie er da so die Treppen hinaufging, sich an das Pult neben dem Mann mit dem Hammer, der sich Richter nannte, zu stellen.

Nun würde alles gut werden, dachte Josef, oder?

Aber was dann kam, war nur noch schlimmer. Der Staatsanwalt, wie Tante Meri ihm erklärt hatte, befragte nun auch Johann. Und auch wenn Josef nicht wirklich wusste, was genau dessen Worte meinten, begriff er, wie sehr sie seiner Mutter zusetzten, denn ihr Gesicht brach auseinander.

»Herr Johann Glücksstein, Sie bestätigen, in der Tasche von Frau Löwenberg Rattengift gesehen zu haben?«

Johann nickte.

»Ja, das habe ich.«

Josef schauderte, als er sah, wie die Lippen seines Freundes bebten.

»Und war dies, Frau Clara Löwenberg, das Gift, mit dem Sie Ihren Mann getötet und anschließend auch Ihre beiden Kinder vergiftet haben?«

Josef sah, wie die Augen seiner Mutter sich seltsam nach oben verdrehten, doch aus ihr kam kein Ton.

Der Staatsanwalt fuhr fort:

»Nun hat man, Frau Clara Löwenberg, im Magen Ihres verstorbenen Mannes, der exhumiert wurde, genau dasselbe Gift gefunden. Was haben Sie dazu vorzubringen?«

Josef wurde schwindelig, als er seine Mutter ansah, die weiterhin schweigend dasaß.

»Haben Sie noch Fragen an den Zeugen?«, wollte der Richter Rabenhorst da vom Staatsanwalt wissen, der den Kopf schüttelte.

»Vielen Dank, Herr Glücksstein, Sie können gehen«, sagte Richter Rabenhorst, und Johann erhob sich und setzte sich wieder neben Josef. Der wollte ihn schon etwas fragen, doch alles ging viel zu schnell. Denn nun ergriff wieder der Staatsanwalt das Wort.

»Frau Löwenberg«, sagte er, und sein Ton war eindringlich, fast böse. »Im Jahr 1892 lernten Sie, damals zehn Jahre alt, den seinerzeit zweiundsechzigjährigen Pensionisten Fürstenloh kennen, den Ihre Mutter wegen Vergewaltigung Minderjähriger anzeigte. Ist das richtig?«

Die Lippen seiner Mutter zitterten.

»Ja, aber man einigte sich. Der Mann ehelichte meine Mutter, man zog in seine Villa nach Mödling, und ich wurde von ihm zur Universalerbin erkoren«, sagte sie, und ihre Stimme raschelte wie ein welkes Blatt.

»Verstehe. Tragen Sie diesem Manne also nichts nach?«

Seine Mutter schüttelte den Kopf und senkte den Blick.

»Sie hegen keinen Hass gegen ihn oder andere Männer?«, drang der Staatsanwalt weiter in sie.

»Nein«, wisperte Clara tonlos.

»Verstehe«, sagte der Staatsanwalt wieder. »Lassen Sie mich also fortfahren. Im Jahr 1902 erfolgte der Tod Ihres Stiefvaters, woraufhin Sie zunächst Franz Maximilian Haberfeld heirateten, der jedoch bereits nach wenigen Jahren auf scheinbar unerklärliche Weise verstarb. So ehelichten sie 1904 Egon Löwenberg und zogen in seine Villa, um mit ihm die nächsten zwei Jahre in Saus und Braus zu leben. Ist das richtig?«

»Ja«, kam es verhalten.

»Sie schenkten ihm zwei Kinder und verlebten eine glückliche Zeit. Als das geerbte Geld verjubelt war, schritten Sie jedoch mit erstaunlicher Konsequenz zur Tat: Sie versicherten Ihren Mann gegen Invalidität. Ist das richtig?«

Wieder nickte Clara. Sie wirkte seltsam traurig und in sich selbst hineingekrümmt.

»Und wie«, fuhr nun der Staatsanwalt mit drohenden Worten fort, »erklären Sie sich, dass sich Ihr Gatte genau einen Tag später beim Holzhacken den linken Unterschenkel abtrennte?«

Clara schwieg.

»Es war ... ein Unfall ...«, hauchte sie dann.

»Ein Unfall?«

Der Staatsanwalt fixierte sie mit seinen durchdringenden Augen. »Ich sage Ihnen, wie es wirklich war: Sie hatten alles Geld verprasst und brauchten weiteres. Deswegen stifteten Sie Ihren Mann an, sich das Bein abzuhacken. Und dieser, hörig, wie er Ihnen war, tat es dann auch. Richtig?«

Schweigen.

Der Staatsanwalt fuhr fort: »Die Versicherung jedoch verweigerte die Zahlung. Und da nun alles an Geld ausgegeben war und Ihr gesellschaftlicher Abstieg bevorstand, da begannen Sie, Ihrem verkrüppelten Ehemann, den Sie als Last empfanden, Rattengift zu verabreichen. Um ihn loszuwerden. Ist das richtig?«

»Ich ... ich ...«, stammelte Clara.

»Die Beweise sprechen für sich«, fuhr der Mann fort. »Das Gift wurde in Ihrem Hause gefunden. Und im Körper Ihres exhumierten Mannes auch. Was haben Sie zu Ihrer Verteidigung zu sagen?«

Clara, blass und eingefallen, schwieg. Josef erschauerte. Noch nie hatte er seine Mutter so gesehen.

»Sechs Monate lang siechte Ihr Gatte mit Magenkrämpfen und Lähmungserscheinungen vor sich hin, ehe der Tod ihn erlöste!«, rief nun der Staatsanwalt aus und geriet in Rage. »Und ein ähnliches Leiden widerfuhr Ihren Kindern! Ihr Sohn wurde in ein Spital überstellt, wo er sich erst allmählich wieder erholte!«

Josef begriff, dass er gemeint war. In seinem Kopf raste es. Was war das nur alles? Die Worte schienen keinen Zusammenhang zu ergeben. In dem Moment kippte seine Mutter nach hinten und verdrehte die Augen. Als sie sich wieder aufrichtete, sagte sie mit leiser, aber seltsam fremder Stimme:

»Ich gestehe, den Mord sowie die Mordversuche begangen zu haben! Und auch meinen Stiefvater habe ich umgebracht. Denn er hat es nicht anders verdient. Mit einer Spitzhacke. Wenn Sie es genau wissen wollen!«

In Josef taumelte etwas. Er wollte aufstehen, schreien, doch aus ihm kam kein Ton. Da griff Johann nach seiner Hand. Und diese Hand allein war es, die ihn die nun folgenden Worte aushalten ließ, die der Richter aussprach:

»Clara Löwenberg, ich verurteile Sie hiermit zum Tode.«

Früher

Erinnere dich, Clara: Alles ändert sich an diesem Abend, an dem du heimkommst, gleichsam geächtet von den Worten, die Andreas gegen dich gerichtet hat. Du weißt auch nicht, wie es geschieht. Nicht so richtig. Da liegt die Spitzhacke, die, vor der du dich als Kind immer gefürchtet hast. Die Mutter hat sie schon ewig, durch die ganze Armut hat sie sie begleitet, sagte sie einmal, und sie sieht sie manchmal liebevoll an wie ein Kind. Ja: wie ein Kind, das du, Clara, nie sein durftest, oder? Da siehst du rot. Es rotiert in dir. Und im Hinterhirn Stiche. Erinnerungen an den Stiefvater kommen hoch, wie er dich anfasst. Wie er dich »Kuckuckskind« nennt und dich zwingt, Knochen abzunagen. Dabei warst du ja noch ein Kind! Und du hast dich so bemüht, Clara, erinnere dich, alle konntest du betören mit deinem Wissen, in der Schule, im Theater, bist brav und artig, oder?

Da kippt etwas in dir. Du bist ein Regenfass, in das eine Hand greift. Ja. Da legt sich in dir ein Schalter um, du weißt auch nicht, doch plötzlich ist es dir klar: Du musst den Stiefvater vernichten. Erinnere dich, Clara: Du greifst nach der Spitzhacke, die sich mit einem Mal vertraut und gut anfühlt.

Dann betrittst du das Schlafzimmer.

Er liegt im Bett und schläft, wohl betrunken.

Die Mutter ist auf dem Schaukelstuhl daneben eingenickt.

Für einen Moment steht die Zeit still.

Du betrachtest die Spitzhacke, aber es bist gar nicht du, die hier schaut.

Und die Spitzhacke wird laut.

»Stich!«, ruft sie aus, und sie erscheint dir wie eine Freundin, oder?

Kein Wunder, es ist ja die Hacke, mit der die Mutter als Kind stets gespielt hat und der Großvater davor vielleicht auch schon. Die Mutter! Wie sie neben der Bettbank sitzt, so eingeschlafen im Schaukelstuhl. Erinnere dich, Clara, du siehst sie, siehst ihr zartes Haar, siehst die Kopfhaut durchschimmern, siehst ihren Schädel wie eine Wunde, den halb geöffneten Mund. Du denkst: Das muss jetzt sein, Clara!

Und du umfasst, gleichsam mechanisch, die Hacke fester.

Das geht leicht. Finger fassen zu, und der Stiefvater ist alt und gebrechlich. Was folgt, sind Hiebe.

Hiebe.

Wie viel Blut so ein Schädel hat, denkst du dann, später. Und wie viel Wut so eine Clara.

Dann: rot. Dass die Mutter nicht aufgewacht ist, scheint dir bis heute noch an ein Wunder zu grenzen. Mehr weißt du nicht.

10

Für die nächsten Wochen brachte man Josef in einem Kinderheim unter, das von Nonnen geführt wurde. So verstrichen die Tage. Eines Morgens, als man gerade gemeinsam beim Frühstück saß, geschah es: Ihm wurde ein Stück Papier unter die Nase gehalten. Josef blickte fragend auf.

»Ja?«, sagte er leise.

»Da ist ein Brief für dich«, sagte Schwester Martha, eine der Nonnen, die ihn betreuten.

Skeptisch betrachtete Josef die untersetzte Frau, wie sie so mit dem Umschlag hin und her wedelte. Watschelig und tapsig wie ein Pinguin stand sie da, und sie lächelte ihn an, mit einer seltsamen Mischung aus Mitleid und Hohn, die Josef in letzter Zeit öfters von Erwachsenen zu spüren bekommen hatte. Dann aber musterte er den Brief und konnte ein gewisses Erstaunen nicht verbergen. Wer sollte ihm schon schreiben?

Er nahm den Brief entgegen und öffnete ihn zögerlich. Seltsam, diese Handschrift kannte er gar nicht. Erst als er die Unterschrift sah, die erstaunlich ordentlich aussah, breitete sich in seinem Bauch ein helles Gefühl aus. Es war, als würde seit Monaten der Dunkelheit etwas Licht in sein schattenhaftes, verwirrtes Leben dringen. Josef fing leise an, die Worte mitzumurmeln, und mit jedem Wort wurde ein wenig Schwere aus seinem Herzen geschoben. Der Brief war von Johann. Josef las:

»Lieber Josef, ich weiß, dass die letzten Monate für dich sehr schwierig gewesen sein müssen. Ich habe viel an dich gedacht. Weißt du, dass ich, trotz und mit allem, deine Mutter sehr geliebt habe? Wenn so etwas Gutes wie du aus ihr gekommen ist, denke ich mir heute, kann sie nicht nur schlecht gewesen sein. Ich glaube, lieber Josef, deine Mutter war einfach nur unendlich verletzt. Das heißt nicht, dass ich verstehe, was sie getan hat. Aber das Leben geht weiter. Und wie ich sie lieb gehabt habe, so hab ich auch dich lieb. Hier im Zimmer wartet ein Schwert auf dich. Und es wartet auch ein Bett auf dich. Ich weiß nicht, ob du dich für mich entscheiden magst. Aber ich will, dass du weißt, dass du immer hier sein kannst. Bei mir.«

Josef seufzte. Zum ersten Mal nach langer, langer Zeit kamen Tränen. Er legte den Kopf in den Nacken, weinte und weinte. Sein ganzes Leben zog vor seinem inneren Auge vorbei, während es so aus ihm herausschwappte.

»Willst du mir nicht sagen, was dich bedrückt?«, wollte Schwester Martha schließlich besorgt wissen. Auch die anderen Kinder sahen ihn mitleidig an.

Josef versuchte, etwas zu sagen, doch er konnte nichts anderes tun als schluchzen. So ließ man ihn schließlich allein sitzen. Es dauerte eine Weile, bis er sich beruhigt hatte. Irgendwann jedoch wurde es still in ihm. Er sah aus dem Fenster. Wie es wohl Mariechen ging? Er hatte sie während der Zeit, in der er hier war, nur dreimal gesehen, immer dann, wenn Tante Meri mit ihr zu Besuch gekommen war. Ob sie begriff, was geschehen war? Seltsam, dass er das kleine Monster offenbar doch so gernhatte, fiel es ihm mit einem Mal auf. Im Grunde, dachte er dann, war sie aber auch das Einzige, was er noch hatte. Er ging in den Schlafsaal, setzte sich auf sein Bett und sah sich um. Was würde er zu Johann mitnehmen? Die Zinnsoldaten? Das zerschnittene Foto der Mutter, das unter seinem Kopfkissen lag? Er dachte nach. Dann entschied er, nichts mitzunehmen. Wie oft war er mit viel zu viel Ballast umgezogen! Josef stierte kurz auf seine Hände, die ihm auf einmal sehr groß vorkamen. Alles würde anders werden, sagte er sich, während er aufstand und zum ersten Mal seit Wochen wieder seinen Atem spürte.

Und zwar genau: jetzt.

Früher

Und die Mutter?, denkst du nachher, Clara, erinnere dich.
Während du sie so ansiehst, schlafend in ihrem Sessel.
Hab ich am End den Falschen getötet?, fragt es in dir.
»Ich weiß nicht«, sagst du laut.
Doch da wird es schon rot, und zwar ganz.

11

Es war noch früh am Morgen, als Johann kam, um Josef und Mariechen abzuholen. Tante Meri hatte das Mädchen bereits einige Stunden zuvor zu Josef gebracht, wohl um ihm aus dem Weg zu gehen, doch das war ihm egal. Hauptsache, dass nun beide Kinder da waren. Er merkte, dass seine Handflächen feucht waren und es in seiner Kehle brannte, als er aus dem Automobil stieg. Kaum war er auf der Straße, nahm er seine Mutter am Arm. Gefolgt von Felicitas gingen sie auf das Kloster zu, in dem Josef untergebracht war. Die Allee, die sie entlangschritten, war fein säuberlich hergerichtet. Die Bäume erschienen Johann wuchtig und drückend.

»Das ist eine einschüchternde Atmosphäre für Kinder«, murmelte seine Mutter, als habe sie seine Gedanken gelesen.

»Ja«, nickte Johann, »das ist es wohl, Mutter.«

Während er im Gleichschritt neben ihr entlangmarschierte, betrachtete Johann gedankenverloren ihre Züge. Kam es ihm nur so vor, oder war ihr Blick wieder wacher und neugieriger geworden? Die braunen, sonst so nach innen schauenden Augen irrten umher, betrachteten die Bäume, folgten einem Raben, der mit krächzenden Rufen zwischen den Blättern verschwand.

»Deine Hände schwitzen«, sagte seine Mutter da und streichelte seine Finger ein wenig mit den ihren.

»Ich habe Angst«, gestand er leise.

Die Mutter lächelte. »Das hatte ich auch, bevor du geboren wurdest.«

»Wie wenn man das vergleichen könnte!«, rief Felicitas aus, die hinter ihnen herzottelte, wie immer mit eingezogenem Kopf.

Johann drehte sich um. Hatte die Schildkröte das tatsächlich gerade gesagt? Es schien, als hätte sich einiges in ihrem gemeinsamen Haushalt umgedreht. Wie würde das erst werden, wenn … Er schob die grüblerischen Gedanken beiseite und zog den Hut etwas tiefer in die Stirn. Er musste einen seriösen Eindruck machen, das war wichtig. Doch alle Sorge war wie weggeblasen, als er vor dem Haupttor der alten Anlage zwei winzige Gestalten mit hellen Gesichtern schimmern sah.

»Josef! Mariechen!«, rief er, und am liebsten wäre er auf die beiden zugelaufen.

So verloren sahen die beiden blonden Kinder am großen Holztor der breit aufgefächerten Klosteranlage aus, dass er seine eigenen Ängste und Sorgen vergaß. Er erhöhte aufgeregt das Tempo seiner Schritte, sodass seine Mutter kaum noch mit ihm mithalten konnte.

»Sachte!«, rief sie und lächelte schief, während sie neben ihrem Sohn herhastete.

»Ihr Lieben!«, rief dieser indes, löste seine Hand aus der ihren und bückte sich zu den beiden Kindern, um sie lange zu drücken. Josefs Körper blieb jedoch starr in seinem.

»Ich habe so auf dich gewartet«, sagte er.

»Ich weiß.« Johann nickte. »Ich weiß.«

»Schon wieder ein Umzug«, wisperte Josef in Johanns Haar hinein und verweilte lange mit seiner Nase an seinem Ohr.

»Ja, schon wieder.« Johann spürte den Atem des Kindes an seinem Hals.

»Wird das nie besser?«, fragte Josef schließlich, während Mariechen ihre beiden speckigen Arme um Johann und ihn legte und fest zudrückte. Aber dann erschien ein Lächeln auf seinem Gesicht.

»Doch«, meinte da Johanns Mutter, die alles mit angehört hatte. »Doch, das wird besser.«

Es dauerte einige Zeit, bis Josef sich traute zu fragen. An einem der Abende, an denen Frau Glücksstein wieder uninteressante Dinge erzählte, Felicitas mit dem Service von einem zum anderen rollte, Mariechen ein wenig vor Müdigkeit greinte und Johann gedankenverloren aus dem Fenster blickte, fasste er Mut.

»Wem wird das Schwert denn einmal gehören?«, fragte er.

Johann lächelte und sah seine Mutter an. »Sag du es ihm.«

Frau Glücksstein, die neben Josef saß, beugte sich herunter, sah ihm in die Augen und strich ihm dann über die Wange. »Dir.«

Josef stand auf und ging langsam auf die Wand zu, an der das große Schwert hing. Seine Schritte waren wie die eines kleinen, aber furchtlosen Ritters.

Johann musste lächeln, als er sah, dass Josef vor Erregung eine Hand zu einer Faust geballt hatte. Seine Schritte wurden langsamer, schließlich hielt er direkt vor dem Schwert und legte den Kopf in die Schräge, um das mächtige Ding zu betrachten. Einige Sekunden verstrichen. Dann wandte er sich Johann zu und sah ihn mit leuchtendem Blick an.

»Darf ich es herunternehmen?«

Johann nickte. »Freilich«, sagte er und zwinkerte vergnügt. »Aber pass auf, kleiner Mann. Denn es ist fast so groß wie du.«

Da entfuhr dem Jungen ein helles, schallendes Lachen. »Ja«, sagte Josef.

Der große Mann indes beobachtete den kleinen Mann dabei, wie er mit einer ehrfürchtigen Geste den Arm ausstreckte. Dann lächelte er.

Früher

Das Märchen aus deiner Kindheit, Clara, erinnere dich. Jetzt ist es wahr geworden. Und so singt es, singt es immer heftiger in dir: »Mein Mutter, die mich schlacht', mein Vater, der mich aß, mein Schwester, das Marlenchen, sucht alle meine Beinchen, bind't sie in ein seiden Tuch, legt's unter den Machan-

delbaum. Kiwitt, kiwitt, was für ein schöner Vogel bin ich!« Und das Du wird sehr laut. Und du zerteilst dich. Weißt du noch, Clara? Wie damals, in der Spiegelung im Fenster. Du bist jetzt zwei. Das Du wird dir helfen, später. Es sagt dir: Du wirst dich rächen. Rächen für all das Rot! Oder?

»Ich will nicht!«, sagt Clara.

Aber da ist es längst zu spät.

Epilog

Als Mariechen an diesem Abend von Johann zu Bett gebracht wurde, war es ihr auf einmal, wie wenn das Haus zu leben beginne. Ja, Nacht war es, und aus allen Ecken schienen Schatten zu kriechen. Sie vermeinte, rote Farbe zu erblicken. Mariechen schauderte. Waren da fremde Hände, die nach ihr tasteten? Hastig sah sie sich um. Es roch nach Sommer und Tannennadeln. Beinahe wirkte es, als würde ein Vogel von irgendwoher singen: »Kiwitt, kiwitt!«

Und ein Märchen fiel ihr ein, das die Mutter ihr immer wieder erzählt hatte. Ja: das Märchen vom Machandelbaum. Die Mutter, dachte Mariechen, wieso war sie nur so weit fort? Hingerichtet, hatte man ihr gesagt, aber sie begriff nicht recht, was das hieß. Mariechen versuchte, sich zu erinnern, an die hellen Haare, die warme zarte Hand der Mutter, an ihr Lachen. Doch die Bilder entglitten ihr, mehr und mehr.

»Kannst du nicht einschlafen?«, wisperte da ihr Bruder Josef, der im Bett neben ihr lag und ihre Gedanken bemerkt zu haben schien.

»Ich habe Angst«, sagte Mariechen leise, und: »Alles erscheint mir irgendwie … rot!«

»Hab keine Sorge«, entgegnete Josef, schob die Bettdecke von sich und kam an ihr Bett heran. So freundlich kannte sie ihn gar nicht! Mariechen wunderte sich ein wenig. Wie schnell sich doch alles änderte.

»Ich werde dich immer beschützen«, wisperte der Bruder in ihr Haar, »denn ich habe ein Kampfschwert!« Und langsam, mit sanfter und leicht gebrochener Stimme, sang er sie zart in den Schlaf: »Kiwitt, kiwitt!«

So legte sich schließlich auch die Angst zur Ruhe. Oder?

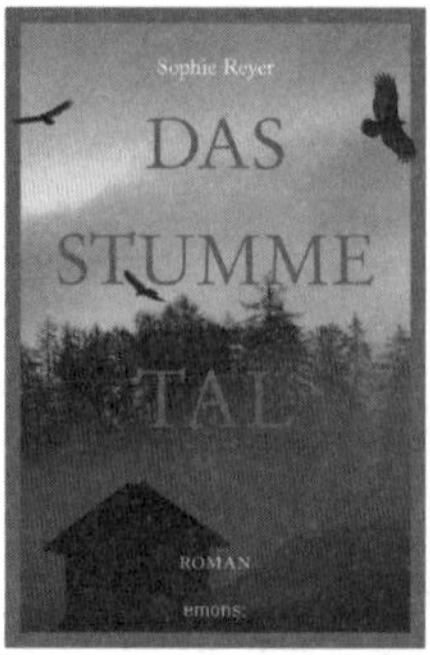

Sophie Reyer
DAS STUMME TAL
Klappenbroschur, 224 Seiten
ISBN 978-3-7408-0813-6

Tirol, 1889: Die dreijährige Amelia ist die einzige Überlebende eines verheerenden Brandes, der den Bergbauernhof in Stumm beinahe ganz zerstört. Bald stellt sich jedoch heraus, dass ihre Familie nicht den Flammen, sondern einem grauenhaften Raubüberfall zum Opfer fiel. Sind die Täter tatsächlich die zwei jungen Männer, die vagabundierend durch das Tal zogen? Oder verbirgt sich hinter dem Verbrechen ein viel dunkleres Geheimnis?

»Kaum eine österreichische Schriftstellerin ist so produktiv wie Sophie Reyer.« ORF – Ö1/Ex libris

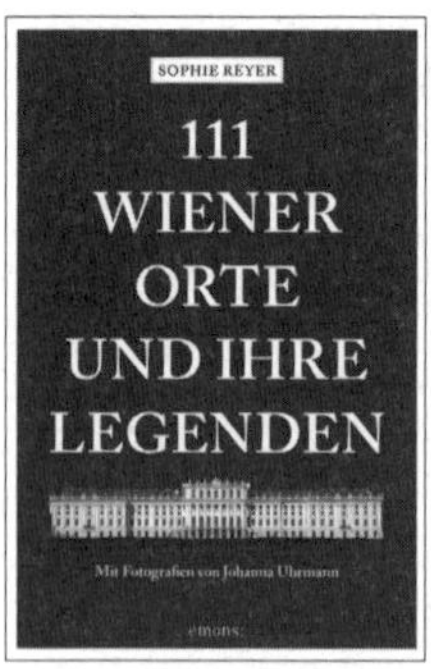

Sophie Reyer
111 WIENER ORTE UND IHRE LEGENDEN
Mit Fotografien von Johanna Uhrmann
Broschur, 240 Seiten
ISBN 978-3-7408-0674-3

Geschichte kann jederzeit erfahrbar gemacht werden, denn sie ist um uns herum, überall in der Stadt. Wien ist voller Orte, an denen schier Unglaubliches passiert ist. Dieses Buch führt Sie zu den Plätzen, die etwas zu erzählen haben. Kommen Sie mit auf einen Spaziergang der besonderen Art. Erfahren Sie die Geschichte von der Entstehung des Stephansdoms oder lesen Sie die Sage über die Namensgebung von Speising. Sie werden die Stadt aus einem ganz neuen Blickwinkel sehen.

»Ein toller Mix aus schönen, erfreulichen, aber auch traurigen Geschichten.« Vienna.at

www.emons-verlag.de